加藤忠史

うつ病の脳科学

精神科医療の未来を切り拓く

GS

幻冬舎新書

142

JN276265

はじめに

うつ病は、がんと並んで社会的影響の大きな疾患である。

今の日本では、うつ病の原因は、本人の心理と、それをとりまく社会のせいにされ、治療がうまく行かないのは、精神科医の能力不足とされがちである。

確かに、うつ病の診断には不確実さが残り、治療に時間がかかる上、副作用もある。

しかし、このようにうつ病の治療が難しいのは、社会が悪いせいでも、精神科医が悪いせいでもない。うつ病の原因が解明されていないからだ。

とはいえ、日本の脳科学の基礎研究は、世界のトップクラスにある。現在は、うつ病を研究する脳科学研究者は非常に少なく、うつ病を引き起こす脳の病理学的変化を探る研究もほとんど行われていない。しかし、脳科学のめざましい進歩により、うつ病を引き起こす脳の病変をあと一歩で明らかにできるところまで来た。

本気になってうつ病を研究しさえすれば、うつ病診療における困難は解決できるはずである。

本書は、科学技術に基づく新時代のうつ病医療を目指すための処方箋のつもりで書いた。どのような立場の方であっても、何がしかの新しい発見があることを願って、最先端の情報を詰め込んだので、本書のエッセンスが凝縮された第一章の後は、難しい所はとばし、興味のあるところに目を通していただければと思う。

うつ病と脳科学のざっくりした現状は第八章〜第十章。

うつ病の最新の研究状況は、第二章。

脳科学の成果と現状は、第三章。

最新のうつ病の脳科学研究の成果は、第四章〜第七章。

読者の興味と知識にあわせて、拾い読みしていただければ幸いである。

うつ病の脳研究は発展途上だが、本書を通して、我々がうつ病を克服するまでの道のりを思い描いていただければと思う。研究者や医療従事者にとっては、今後向かうべき方向が照らされ、わが国がうつ病を克服し活力を取り戻すために、日本が国としてどう動いていくべきかを考えるヒントになることを祈っている。

うつ病の脳科学／目次

第一章

現代の社会問題としてのうつ病

うつ病治療をめぐる諸問題とその根本的原因

今、「うつ」が深刻な社会問題になっている。

毎年2万人を超える自殺者の、少なくとも半数は、その直前にうつ状態にある。

また、職場の長期休職者の大半がうつによるものであり、現代では、仕事ができなくなる病気の筆頭が、うつ病となっている。

病気による社会の負担（早死、障害による損失の合計）の統計で、がんに次いで社会負担の大きな疾患は、うつ病であることがわかっている。このように、さまざまな統計の結果、うつ病は日本の国民病として、その重大さが認識されるようになってきている。ところがその一方で、うつ病とは何かを考えるにあたり、社会には混乱も生まれている。

以前は、うつ病は几帳面で真面目な人が、ストレスにさらされた時にかかる病気である、と理解されていた。そして、うつ病の人と言えば、見るからに表情も沈鬱で、何かと自分を責めてしまうといったイメージを、誰もが共有していた。

ところが、現在「うつ病」にかかっている人は、必ずしもこうしたイメージに当てはまるとは限らない。

例えば、筆者の知人で、小さな会社を経営している人がこんな話をしていた。「日頃から社内で、自己中心的かつ協調性のない態度で周囲を困らせていた人が、仕事を休み始めたと思ったら、うつ病の診断書をもらってきて休職を願い出たので驚いた。しかし診断書が出ている以上、会社の福利厚生にのっとって見守るしかない」と。

このような当惑の声は、時々耳にする。これは、一九八〇年代、精神科医療の診断基準が、世界的に変わったことによって起こってきた現象だ。うつ病の診断基準が変わったことを機に、以前のうつ病のイメージとは全く違う人が、うつ病と診断されることも、あり得るようになったのだ。

そのため、うつ病とはいったい何なのか、そのイメージを皆で共有することが、できなくなってしまっている。そしてそれは、世間一般の人々が、精神科医療への不信感を抱く、原因のひとつになっているように思う。

また、あまりにも一律的に、抗うつ薬が処方されすぎているのではないか、という「とりあえず抗うつ薬」問題がある。その抗うつ薬の副作用について、まだ科学的論証のないままにセンセーショナルに報道されるがゆえに、そのたびに、抗うつ薬治療を受けていた患者さんたちだけでなく、社会全体が右往左往している。その混乱に乗じてか、「そもそも精神病は存在しない、薬は一切必要ない」と主張する団体も現れた（もっともこうした反精神医学的思想は、学園紛争時代にも見られたもので、目新しいものではない）。

うつ病の原因は、あらゆる切り口から研究され、ほとんど絞り込まれているが、まだ完全には解明に至っていない。従って、血糖値やGPTなどの数値によって診断されている、糖尿病や肝臓病などの疾患のように、「検査で診断する」ということができない。医師は、患者さんの話を聴いて、症状・経過を判断して診断している状況である。

ある程度重症なうつ状態であれば「大うつ病」と呼びましょう!?

現在、日本を含め世界中で、内科疾患（脳梗塞、甲状腺機能低下など）によって起こったうつ状態を除く、〝普通の〟精神疾患であるうつ病を、「大うつ病性障害（major depressive disorder）」と呼んでいる。「大うつ病性障害」は、しばしば、「大うつ病 major depression」と略されるので、本書でも、以後「大うつ病」と表記する。

私がこの本で述べたいことは、これほど多くの人を苦しめ、社会経済にも大きな損害を与えているにもかかわらず、いまだに原因が解明されていない、この「大うつ病」についてである。

この「大うつ病」という分類・診断名は、一九八〇年代に導入された、DSMという診断基準に定められたものである。

このDSM分類は、誰が診断しても同じ診断に至ることを、最大の目標として作られたものであり、一定の脳病態を反映する疾患として提唱されたわけではない。

まず、この分類が導入された背景を説明しよう。

うつ状態の症状を持つ患者さんの中には、本格的なうつ病に見える人から、むしろ心の悩みに近いように見える患者さんまで、さまざまな人がいる。

しかし、検査法が開発されていない現在、医師たちは、こうしたさまざまなうつ状態の原因を、症状、経過、また患者さんの話す内容などから、「推定して」診断するしかない。

「大うつ病」という分類を導入する以前は、この「推定した原因」でうつ状態を分類し、診断名をつけていた。

ところがそうやって、それぞれの医師が、それぞれ原因を推定して診断名をつけていった結果、星の数ほどにも診断名が増え（内因性うつ病、抑うつ神経症などのちゃんとした病名から、引っ越しうつ病、荷下ろしうつ病、昇進うつ病などの直称名まで）、しかも病院によって診断名が違うなどの混乱があった。

そしてそれによって、医師も患者さんも混乱し、双方に大きな不利益が生じていた。

そこで、アメリカの精神医学会が、こういった状況を解決するために、うつ病を含む全ての精神疾患の診断基準をまとめた『精神障害の診断と統計の手引き』＝ＤＳＭを作ったのである。

この診断基準は、世界中の国で導入された。そしてうつ病に関しては、「原因」によってうつ状態を分類するのは止《や》め、ある程度重症のうつ状態であれば、みな「大うつ病」と呼んでしまいましょう、という大きな方針転換がなされたのである（大うつ病の「大」とはメジャーという英語を翻訳したもので、典型的とか深刻な、といった意味である）。

「大うつ病」は「うつ状態の症候群」である

そのため、この大うつ病の診断に該当する人は、本当に多様で、「抗うつ薬が有効なことが多い」というのが最大公約数的な共通項である。DSMでいう大うつ病とは、実際は一つの病気ではなく「うつ状態を呈する症候群」なのである。

その中には、抗うつ薬で逆に悪くなり、気分安定薬の方が効くタイプの人もいる。そういうことが、事前にわかればいいのだが、現在の医療では、それはわからないので、大うつ病と診断された人には、ほとんどの場合、抗うつ薬が処方される。つまり抗うつ薬が効かないタイプの患者さんは、「薬を飲んでかえって悪くなった」という段階をふんで、初めて自分に合う薬に出合うことができる。

また、同じ抗うつ薬でも、いろいろな種類がある。抗うつ薬を飲んで良くなる大うつ病の人であっても、自分に適した抗うつ薬に出合うまで、「飲んで効くかどうか試す」という段階をふまなければならない。つまり、運良く最初に、自分に合った抗うつ薬に出合えた人はいいが、そうでない人は「薬を飲んでいるのに症状が改善しない」期間を我慢して、やっと自分に合った薬にたどりつくのである。

こうした患者さんの、治療、回復の過程における負担を、取り除かなければならない。それには大うつ病に含まれる、さまざまなうつ状態を呈する病気を、一つ一つ正確に分類し、それに合った薬を処方できるようにすることが必要である。

DSMの診断基準は決定したものではなく、随時更新して最新の研究成果を反映させていくことが前提となっており、現在も世界中の研究者によって、「メランコリー型」とか、「非定型」のような既存の分類に加え、「血管性」とか、「双極スペクトラム」といった新しい大うつ病の分類方法が提案され続けている。

臨床でも、これらの最新の分類を使って治療を最適化する試みは行われている。

しかし、こうした最新の分類でも、間違いなく「メランコリー型」だと思った人が、治療中にだんだん「非定型」の特徴を示し始めたために、分類を変更したり、神経症的な要素が強いなと思っていた人が、突然躁転（うつ状態とは反対の躁状態になること）したために、双極性障害（躁状態とうつ状態を反復する病気）と診断を変更したり、ということは、筆者も何度も経験している。

このように患者さんの訴える症状や経過が変化すれば、医師の分類・診断も変わる。そして処方する薬も変わる。試行錯誤的に最適な治療を探している間、患者さんは、苦しい状態を我慢し続けなければならない。最適の薬を飲めば回復できるのに、そこにたどり着くまでの過程で、苦しみが続き、最悪の場合、命を絶ってしまう人もいる。

症状や経過を聴いて分類・診断を行っている以上、どうしても限界があるのだ。

このような状況を解決するには、最新のテクノロジーを使って、症状・経過だけでなく、「大うつ病を引き起こしている脳の『病変』」を見て診断できるようにするしかないのではないだろうか。

40〜50年前に予測された技術の半分近くが既に実現した現代、科学技術で我々が目指すべき道は、大うつ病を克服することではないのか。筆者はそう考えている。

（一般には、「うつ病」と言えば、ほぼ「大うつ病《大うつ病性障害》」を示す。この対応がきちんと定義されていないことが、現在、混乱を招いている面もあるが、本書では、以後、「うつ病」と言えば、「大うつ病」を示すと考えていただきたい）

うつ病を起こす「病変」をつかまえなければ治療に結びつかない

うつ病における脳の病的状態は、通常「脳機能変化」、あるいは「神経伝達物質のアンバランス」と説明されることが多い。しかし筆者は前項で、そのどちらでもなく、あえて脳の「病変」という言葉を使った。それはなぜなのか、まず「機能の変化」と「病変」の違いから説明させていただきたい。

「脳機能変化」とは、要するに神経細胞の活動の変化と、それに伴う脳血流の変化のことを指す。

先日、うつ病のふりをして、傷病手当金を詐取《さしゅ》するという、「うつ病詐欺」事件が起きてしまった[*1]。

このうつ病詐欺事件では、うつ病の演技に習熟した犯人に、だまされてしまった精神科医が少なからずいたという。この事件のことを聞いたとき、筆者は、以前から機会があったらやりたいと思っていた研究を、ふと思い出した。

うつ状態に対応した、脳血流の変化をとらえることができる技術が仮に実現したとしよう。さて、上手な役者にうつ病の演技をしてもらい、その技術を使ってその人の脳血流測定を行ったら、一体どんな結果が出るだろうか？　もしかしたらその値は、うつ状態を示してしまうかもしれないと予想するのである。

うつ病の演技と本当のうつ病の血流を区別できる、素晴らしい脳機能測定技術を開発することこそが、研究者に求められることだろうが、一方、どんなに精巧な脳機能測定法で調べても、うつ病の値を出してしまうような、迫真の演技ができる役者もいるかも知れないと思うのである。

もちろん、うつ病に伴う脳血流変化を把握し、診断の役に立てることは、うつ病の問題の解決の糸口になるだろう。とはいえ、脳血流は、うつ病であっても心の悩みであっても、もしかしたら演技であっても変化するかも知れないものであって、それだけを診断の決め手にするには、少々頼りない面があることもまた、否めない。

また、脳血流の変化は、うつになった結果起こったことであって、原因ではない。例えば、高血圧が疑われた患者さんで、血圧を測定することは、もちろん意味がある。しかし、血圧が高いことがわかっただけでは、すぐに治療はできない。

治療に進むためには、それがホルモンの異常なのか、腎臓の血管の異常なのか、などを確認し、もし原因があれば、その原因にアタックする必要がある。

その原因が「病変」である。

脳血流検査によって、うつに対応する脳機能変化を客観的に測定することができたとしたら、診断という面では大きな進歩である。しかし、それは脳の病変そのものではない。従って、脳血流検査は治療に直接結びつくわけではない。このことも、忘れてはならないだろう。

とはいえ、うつ病の患者さんから、症状について話を聞くことで診断している現在の診療よりも、脳の血流変化も測った方が、より客観性が高いのは確かである。そのような検査すら実用化していないのが現状であるがゆえに、まずはこうした検査から始めることは大いに有意義であろう。

他方、神経伝達物質のアンバランスがうつ病の要因になっているといった考えについてである。「セロトニン不足でうつになる」という話を聞いたことがある人は多いと思う。神経伝達物質のアンバランスと言えば、大抵はこれを指しているようだ。

これは抗うつ薬が、セロトニンやドーパミンを増やすという事実から推定されたことで、一時期、うつ病はセロトニンで説明できると考えられていた。

確かに、セロトニンが増えることが、抗うつ薬の作用に関係があることは、おそらく間違いないと考えられる。セロトニンを増やす多くの薬に、抗うつ作用があるし、動物実験では、抗うつ薬を与えて1時間もすれば、脳内でしっかりセロトニンが増えているからだ。

しかし、実際のうつ病患者さんに、抗うつ薬を飲んでもらっても、セロトニンが増えているはずの1時間後も、何ら改善が見られないのである。

実際に、抗うつ薬の投与によって、うつ病が改善し始めるのは、1、2週間後である。このこと一つだけでも、セロトニンが足りないからうつ病になる、という単純な話ではないことは、明らかなのである。

脳の血流変化を引き起こし、セロトニン増加といった神経伝達物質の変化を、2週間以上も続けないと回復しない、脳の中に潜む病変。この「病変」こそ、うつ病を根本から治療するために、つかまえなければならないものなのだ。

ストレスで神経細胞の突起が萎縮する

一九九五年、丹生谷正史博士らは、抗うつ薬投与から3週間で脳に起きる変化を調べた。その結果、脳由来神経栄養因子（BDNF）の増加が、多くの抗うつ薬および電気けいれん療法で共通に見られることを発見した。[*2]

BDNFは、神経細胞が活動すると、神経細胞から放出され、相手の細胞の突起を伸ばすなどの働きをする。すなわち抗うつ薬は、セロトニンを増やすことを介して、BDNFを増やし、最終的には、神経細胞の突起を伸ばす作用を持つと考えられるのである。

その少し前に、渡辺義文博士らが、ストレスを与えると神経細胞の突起が縮んでしまうという発見をしている。[*3]

これら二つの発見を合わせて、「うつ病では神経細胞の突起が萎縮していて、抗うつ薬によって突起が伸びると治るのだ」と考えられるようになった。

この仮説は、「うつ病の神経可塑性仮説」と言われており、丹生谷正史博士らが所属していた研究室を主宰する、エール大学のDuman教授が、その提唱者である。[*4]

しかし、この説が出てから、早や、20年になるのに、いまだ患者さんの脳で神経細胞が萎縮しているのかどうかを確認した研究はない。

それどころか、亡くなったうつ病患者さんの脳を調べる研究自体が、ほとんどない。特に日本では、全くないと言ってもよいくらいである。

なぜこういった、うつ病の解明・治療法開発に本当に必要な「病変をつかまえるための研究」が、足踏み状態にあるのだろうか。

日本では、精神疾患は「障害」として支援されている

その理由の一つは、うつ病の原因解明研究が、推進されていないから、ということにある。

厚生労働省において、精神疾患を担当する部署（精神保健福祉課）は、利用者本位の社会福祉制度を目指す部署「社会・援護局」の中にある。

同じ脳の病気であるアルツハイマー病を担当しているのが、「健康局」という、疾病《しっぺい》の克服と健康の増進を目指す部署であるのとは、対照的である。これは、日本では「精神疾患を病気と考えてその治癒を目指す」という対策よりも、「身体障害、知的障害と並ぶ三障害（disability）の一つと位置づけ、その福祉を充実させる」ことを重点的に行ってきたことの表れである。

精神疾患の患者さんへの障害者手帳の配布、障害年金の支給などは、こうした方針により実

現したものであり、多くの患者さんの支えとなっている。これは、患者さんの家族など、精神障害者福祉の充実を求める国民の声に応えようとした、厚生労働省の努力のたまものである。

しかしその一方で、我が国では、精神疾患を「治る病気」と考えて、その原因を解明し、早期診断法、治療法、予防法を開発しようという研究にはあまり関心が払われていないのである。

実は、筆者自身が、国の施策がこうした構造になっていることを、すっかり理解できたのは、ごく最近のことである。このような事態が気づかれにくい理由の一つは、「言葉」にある。

DSMでは、精神疾患について、「mental disorder」という言葉が使われている。「disorder」というのは、病気や疾患ではなく、不調、異常、障害といった意味で使われる言葉だ。精神疾患は、DSMが作られた時点では、まだ原因が解明されておらず、病理学的な基盤のある「疾患（disease）」であると言えるだけの根拠がまだ見つかっていなかったため、より広い意味を持つ「disorder」という言葉が用いられたのである。[*5]

そんなわけで、「mental disorder」は、そのまま「精神障害」と翻訳された。[*6] そしてその「障害」が、ハンディキャップという異なった意味の「障害（disability）」である、知的障害（intellectual disability）、身体障害（physical disability）と合わせて、「三障害」とされた。

こうした文脈の中で、我が国では、精神疾患は、完全に治癒することのない「障害（disability）」として対処されるようになったのである。

確かに、精神疾患には二つの側面がある。それは「障害（disability）」という側面と、「病気（disease）」という側面である。

特に、統合失調症の場合は、この二つの側面があることがはっきりしている。多く見られる幻聴や妄想という症状は、薬物療法によりかなりコントロールできる。すなわち、「病気（disease）」としての側面を持つと言える。

だが一方で、罹患者《りかんしゃ》には、意欲低下、感情鈍麻などの陰性症状、あるいは認知機能障害が非常に長期に持続する。そして実際にはこれが社会生活障害の大きな原因となっている。従って、「障害（disability）」としての対応がどうしても必要である。

しかし、精神疾患全てを一生のdisabilityとして扱うべきだろうか？

うつ病は、人生のうち数ヵ月〜数年という長い期間、職業生活、家庭生活が著しく障害される病気であるため、福祉のサポートが絶対に必要な「障害」としての期間が確かにある。しかし、やはり、時期が来れば治るものなので、「病気」としての側面も強いだろうと思う。

現在の厚生労働省の施策は、統合失調症のリハビリテーションにとっては、大きな力となった。しかし、うつ病への施策は、こうした統合失調症と全く同じというわけにはいかないだろう。うつ病の「障害」の側面への支援と同時に、治し得る脳の「病気」の側面により一層着目し、その原因解明という根本的な対策も、強く求められるようになってきているように思う。

今の日本では、世界有数の自殺率をはじめ、学校現場における教師の精神疾患による高い休職率、うつ病をかたる詐欺、患者さんによる医師への不満、薬害への不安……様々な問題がうずまいている。いずれも国民の間の大きな懸案事項であるが、これらの解決には、うつ病の原因解明しかない。

しかしながら、原因解明が後手に回りがちになっているというのが、現在の状況である。ただし、決して、官僚が悪い、などと言いたいのではない。筆者がお会いした官僚の方々は、皆、それぞれの部署で、精一杯努力していた。精神疾患を抱えた患者さんたちが、苦しいながらも何とか生活できているのは、こうした国の精神疾患に対する障害福祉施策のおかげである。これらはまさに、患者さんたちの命綱である。本当にありがたくお礼を申し述べるとともに、今後もこの支援を続けていただけるよう心からお願いしたい。

しかし、システムの問題によって、空白となってしまっている部分があることも、やはり否定できないように思う。そしてその空白とは、うつ病の原因解明研究に対する支援なのである。

いうまでもなく、今、全くうつ病の研究ができないわけではない。

国立精神神経センター神経研究所に、一つだけではあるが、精神疾患の生物学的研究を行う研究室があるし、筆者の所属する理化学研究所脳神経科学研究センターにも、筆者の研究室を含め、二つの精神疾患の研究室がある。また、科学研究費は、研究領域にかかわらず、一定の割合で採択されるという公平なシステムなので、もちろん、うつ病研究にも配分されている。

しかし、がん研究は、がんセンターのように、病院を持つ研究所全体が一丸となってがんに取り組んでいる施設があり、がん研究10か年戦略という大きな研究プロジェクトが四期目に入っており、これはうつ病研究とは大きな開きがある。

筆者が所属する、文部科学省の管轄下の、理化学研究所脳神経科学研究センターは、素晴らしい研究環境を与えてくださっており、本当にありがたいと思っているが、ここでの研究は、何と言っても基礎研究が中心である。

本当は、患者さんを対象とした研究にも、もう少し力を入れて取り組みたいが、それは容易ではない。患者さんを対象とした臨床研究を行うには、病院が必要であるが、病院は、厚生労働省の管轄、という省庁の壁があるからだ。だから、筆者の属する脳神経科学研究センターには病院がない。従って、患者さんを直接測定する研究などは行いにくく、人での研究は健常者での研究、病気の研究は動物実験が中心となる。

つまり、動物実験などによる基礎脳科学研究を推進するところはあっても、うつ病患者さんの血液や脳を対象として原因解明を進めるような研究を推進する部署は、この国には存在しないまま、現在に至っているのである。

「患者さんからの声がない」という理由でこの状況を放置していてよいのか

この状況が改善されない理由の一つとして、しばしば挙げられるのが、「患者さんから声が上がっていないから」というものである。患者さんが、「こういう状況を何とかしてほしい」と声を上げることは、時として国を動かす大きな力になる。逆に、そういうものがなければ、国は動きにくい。

二〇〇九年度の、「難病対策100億円」の研究費も、このような患者団体の声を受けて出来た。

しかし、うつ病の患者団体が厚生労働省に陳情に行く、というような事態は、今のところ起きていない。

それは患者さんの、うつ状態という症状そのものによって、こうした運動ができないということもあるだろうが、一番の原因は、何と言っても、社会の偏見によって、患者さんが声を上げにくいという事情が挙げられる。

ノルウェーのボンデビック（Bondevik）元首相は、20年ほど前、首相として着任した10ヵ月後に、うつ病を発症した。彼は病名を公表して、1ヵ月休職した。その後復職し、「今後は遅くまで働いたりせず、週末もきちんと休みます」と宣言したという。[*7]

その後、職を全うしたボンデビック元首相は、二〇〇七年に、英国議会でうつ病体験についての講演をした。元首相が、「精神疾患に対する偏見をなくすためには、精神疾患を体験した国会議員が自らの体験をオープンに語ることが第一だ」と述べたことを受け、英国の超党派議員団が、国会議員のメンタルヘルス調査を行ったところ、194名の議員から返答が得られ、19%が「精神保健的問題を抱えたことがある」と回答したという。[*8]

ひるがえって、日本ではどうであろうか。「政治家が『国会議員にうつ病はいない』と発言した」と新聞報道されたことがあったが、確かに、うつ病にかかったと公言した議員はいない。しかし、これまでに閣僚を含む12名の現職国会議員が自殺により亡くなっている。自殺者のおよそ半数が、その直前にうつ病を患っているというデータを見れば、国会議員にうつ病の人がいないことはあり得ない。

にもかかわらず、未だにうつ病体験を語る議員はいない。それだけ、この国では、まだまだ偏見が残っているのだ。偏見があるから、うつ病を公言して社会運動することが難しい。そのために、うつ病の解明が推進されない。

堂々巡りである。

しかしながら、こんな社会の中でも、懸命に声を上げている人たちがいる。

ご存知ない方が多いかもしれないが、親を自死（自殺）により失った人たちの悲痛な心の叫びをまとめた本、『自殺って言えなかった。』[*9]や、自死遺児たちも参加する「自殺対策支援センター・ライフリンク」が発行した大部の報告書、『自殺実態白書二〇〇八』[*10]がある。

最近では、ロックバンド、X JAPANのリーダー、YOSHIKIが、父を自殺で失った体験を本の中で自ら語り、今後自死遺児支援やうつ病対策に協力したいと述べている。

しかし、これらを読み通し、その悲しい状況を知った後もなお、「家族や患者がもっともっと声を上げるべきだ。それをしないから国は動けないし動かないのだ」などと軽々しく言える人がいるだろうか。それはあまりにも酷なのではないかと思う。

かと言って、現状を、「まだ患者さんからの要求が少ないから」と放置すれば、うつ病研究は、文部科学省と厚生労働省のはざまで、立ち往生したままだ。今後もうつ病をめぐる状況は何も変わらず、社会に重大な影響を及ぼし、国民を精神的にも経済的にも苦しめ続けるだろう。

早急に文部科学省と厚生労働省の間に存在する谷間を埋めるようなプロジェクトや、こうした対策を総合的に行う何か大きな枠組みを作っていかない限り、今、世の中に存在する、社会問題としての「うつ病問題」を解決することはできないだろう。

しかしこれは、医師や患者さんたちだけでは手に余る問題だ。社会全体の後押しがほしい。

社会全体で考えなければいけないもう一つの課題

そしてもう一つ、社会全体で考えていただきたい大きな課題がある。20世紀初頭、脳の研究が盛んに行われた。そしてそれらの研究から、アルツハイマー病やパーキンソン病といった疾患の解明の糸口が見つかった。そのように脳に異常が見つかった疾患は、現在では「神経疾患」と呼ばれている。

一方、その頃、脳のどこを見ても異常を見つけることができなかった疾患が、「精神疾患」と呼ばれているのである。

その後、脳の病理学的研究から離れた精神疾患研究は、精神薬理学、脳画像、遺伝子、動物実験などの切り口から進められ、多くのことがわかってきた。これらの研究成果を総合し、つき合わせた結果、うつ病の一部は、「神経細胞の突起が萎縮する」「神経細胞が減る」といった、脳の「病変」を伴うものかも知れない、というところまでわかってきた。いよいよ、もう一度脳を研究しさえすれば、うつ病が解明できるであろう、というところまで、研究が進んで来たのが、現在のうつ病研究の最前線の状況なのである。

しかし、ここには決定的な問題がある。

それは、研究すべき脳が、どこにも存在しないということである。

がんでは、手術で摘出したがん組織や、あるいは、亡くなった方の病理解剖によって集められたがん組織が保存されており、その病変を、分子生物学の先端技術を使って調べることで、治療が大いに進歩した。その結果、がん治療は、今や手術中に、摘出したリンパ節を迅速に遺伝子診断によって調べながら、手術の方法を決定するというところまで来ている。うつ病治療とは格段の相違だ。

もう一つの大きな問題として、うつ病で亡くなる方は自殺が多いということがある。がんで亡くなった方に、死因解明のための病理解剖にご協力お願いします、と言うことはできても、自殺された方のご遺族に、主治医が、病理解剖して脳を調べさせてください、と言うことはほとんど不可能である。

家族は、突然肉親を失ったたとえようもない悲しみにうちひしがれ、場合によっては医療スタッフに対する怒りや不信感を持っているかも知れない。

医師も懸命に治療したにもかかわらず、不幸な結果に終わってしまったことについて、責任を感じ、ご遺族に対して申し訳ない気持ちでいっぱいになっている。がんの専門医は、多くのがん患者を救うが、決して全員を助けることはできない。精神科医も、多くのうつ病患者を救うが、患者さんを自殺で失うという経験をしたことのない者は、いないだろう。医師は、こうして人の生死を背負っていかなければならない宿命なのだ。

とはいえ、実際に自殺に直面すれば、医師も大きく動揺するのである。そのような状況で主治医がご家族に対して研究のお願いをすることなど、とうていできるものではないのだ。

それに加えて、現行法では、うつ病という病気によって自殺という結果に至ったにもかかわらず、自殺は、病死ではなく、「外因死」とされ、警察による捜査の対象となってしまう。そして、警察による検死を受けても、ほとんどの場合、解剖されない。変死体の解剖率は、英国60％、アメリカ50％に対し、日本はわずか9％である。[*11] 日本において、もし解剖されるケースがあっても、その目的は「死因究明」である。アルツハイマー病やパーキンソン病のように、解剖して脳を見たら異常が見つかる疾患と違い、一見何の異常も見つからないうつ病に関しては、脳は調査も研究もされないままである。

また、以前、行政解剖で集められた自殺者の脳組織が、遺族の同意なく研究に使われたと報道されたことがあるのだが、[*12] それ以来、この種の研究は、ますますタブー視される傾向にある。

筆者が脳の研究をする時は、アメリカの非営利団体が運営しているブレインバンク（脳バンク）から、1グラム以下というわずかな量の脳を分けてもらって研究している。世界的にも、研究に使わせていただける脳は非常に少なく、世界中の研究室が、アメリカのブレインバンクに保存されている、同じ方々の脳で研究している状況である。

またブレインバンクが分けてくれる脳は、前頭葉などの大きな部分だけで、大脳辺縁系などの小さな部位の研究はできない。これはかなり、研究のネックになっている。

さらに、アメリカのブレインバンクの脳を使って研究した成果は、日本の税金を使って行われた研究であっても、アメリカの団体に帰属することになってしまう。

ブレインバンク(脳バンク)の必要性

筆者はこのような状況の中で、研究を30年続けてきた。そして今、今後の研究が進むべき方向性を考える時、日本でもブレインバンクを作り、うつ病にかかったことがある方が天寿を全うされた時に、その脳を大切に保存し、病因解明に役立てることができるようにするシステムを整える必要性を強く感じている。そのためには、同じ病気になった人が、将来自分より良い治療を受けられるよう研究を進めてほしいという、病気から回復された方の篤志に基づいて、生前に登録していただくシステムを作ること、そして、ご遺族と医師とバンクの架け橋になってくれる、臓器移植コーディネーターのような第三者の立場の人を養成することなど、数々の段階を、繊細に、慎重に積み上げていく必要があると考えている。

また、こうした活動には、何と言っても社会的合意、応援が必要である。

もし、誰かが、「人が死ぬのを待っているのか!? そんなにまでして研究したいのか? 人の死を何だと思っているのか!」などと言い出したら、日本のうつ病の原因を解明する研究は、間違いなくこれから先、何十年もストップしてしまうだろう。

もちろん、患者さんたちが、「そんなシステムを作らなければならないくらいなら、もう、うつ病の解明はしなくてもよい、今の試行錯誤的治療の中で苦しい思いをしても構わない」と仰るのなら、何も言うまい。

しかし、たった今も、うつ病患者さんたちは、想像を絶する、地獄のような苦しみにとらわれている。

そして、うつ病患者さんを抱えた家族もそうだ。家族への愛情を失ったかのように見える患者さんの、いつ終わるかわからぬ介護に疲れている。

日本における死亡者のおよそ35人に1人は、自殺により亡くなっている（2008年）。自殺率の国際比較をすると、日本はリトアニア、ベラルーシ、ロシア……と続き、世界第8位となっている（2008年）。世界一の長寿国であり、米国に次いで世界第2位の国内総生産を誇る経済大国にもかかわらず、である。

現在、日本に存在する、家族を自殺で失った人は、300万人にのぼる。[*10] その心の傷は、「トラウマ」という、今や手垢《てあか》がついたような言葉ひとつで言い表すには、あまりにも過酷である。家族を自殺で失った人の多くが、「自分も死にたい」と思ったことがあるという。

そして、現代において、長期に会社を休職する人の理由の多くは、糖尿病でも高血圧でもなく、うつ病なのである。うつ病患者を抱えた職場では、労働力を失い、その負担を抱えることになる。一人一人、症状も異なり、どう対応してよいかわからない状態で、職場も困惑している。今やうつ病は、国民病と言っても過言ではない。多くの人を苦しめ、日本の社会経済に大きな不利益をもたらしているのである。

また今の日本にはうつ病治療の不確実さに対する患者さんの不満がくすぶっている。

こうした問題を論ずる時、たいてい「精神科医は、もっときちんとやってほしい」という論調に終始する。だがうつ病をめぐる諸問題の本当の原因は、精神科医の能力不足ではない。うつ病の原因がわかっていないことなのである。そしてそのうつ病の解明研究は今、基礎研究から人の脳の研究へと移行するべき時期にきているが、さまざまな要因から立ち往生している。問題の根本はここに尽きる。

この本を書いた理由

筆者は、現在、理化学研究所脳神経科学研究センターで、研究を進めている。

ここで、患者さんと同じ遺伝子の異常を持つモデルマウスを作って、双極性障害（躁うつ病）的な行動の変化を観察してきた。その結果、双極性障害的な行動を引き起こしているマウスの脳の病変も、もう少しで特定できるだろうと思う。

しかし、これらは基礎研究の域を脱していない。ブレインバンクを設立し、今までの「基礎研究」を「精神疾患の脳研究」につなげて推進しない限り、こうした研究の成果を基に、本当に医療の進歩に貢献することは不可能である。

そして、そのように精神科医療を変えていくには、がんの克服に貢献している「がん研究10

か年戦略」のような、国のバックアップによる「抗うつ研究開発10ヵ年計画」の推進や、ブレインバンクのシステムがどうしても必要なのだ。

本書は、うつ病研究が、あともう少し、というところまで進んでいるという現状をお知らせし、本気になりさえすれば、うつ病は克服できるということを多くの方に伝えたいと思って書いた。

うつ病問題の解決をあきらめ、うつ病治療の現状に甘んじるのか、あるいはうつ病患者さんが回復され、天寿を全うされた時に、その脳を大切に保存し、うつ病の原因解明に役立て、うつ病問題の克服を目指すのか。――それは研究者や精神科医が決めることではない。

社会全体で検討していただきたい課題だと思っている。

第二章 うつの現在、過去、未来

DSMの登場

「大うつ病性障害（通称大うつ病）」というのは、アメリカ精神医学会が作った診断名で、日本をはじめ、世界的に広く使われている診断基準、DSM（精神疾患の診断と統計のための手引き）に収載されている病名である。[*13]

このDSMが導入される以前、「几帳面で人に気を使う、まじめな性格の人が、生活上の変化をきっかけに発症。そして、身体症状が強く、朝が悪くて夜は少しましになるという日内変動を伴う」といった特徴を持つ典型的な患者さんは、「内因性うつ病」と呼ばれていた。

一方、こうした特徴を持たず、むしろ心理的葛藤が原因となっていると疑われる患者さんは、「抑うつ神経症」と呼ばれたり、あるいはその背景にあるパーソナリティーに着目し、「パーソナリティー障害」として治療されたりしていた。すなわち、うつ病は原因により分類されていたのである。

しかし、心理的葛藤による「抑うつ神経症」と、典型的な「うつ病」の間の線引きは、概念的には明確でも、実際の一人一人の患者さんでそれを鑑別することは容易ではなく、かかった医師によって全く診断が異なる、ということが当然のように起きていた。

また、同じ内因性うつ病でも、引っ越しがきっかけであれば「引っ越しうつ病」、大変な仕事が終わって、心にぽっかり穴があいたような状況で発症すれば「荷下ろしうつ病」、という具合に、誘因○○を病名に含めることもあった。

しかしこれは、一人の患者さんに対して、いろいろな診断がなされる可能性がある一方、どこにも当てはまらない患者さんもいる、という、非常に中途半端な状態だった。このような状況では、研究はおろか、日常の診療すらきちんと行えない。これは、他の精神疾患でも見られることであった。

そうした問題を克服するために、一人の人を、どの医師が診断しても、同じように診断がなされることを目的として作られたのが、うつ病を含む、あらゆる精神疾患の診断基準を定めた「DSM」であった。

本格的な基準の導入は、一九八〇年の「DSM-Ⅲ」に始まった。現在、日本をはじめアジア諸国、欧米諸国が、みなこのDSM診断基準、およびこれを参考にしてWHO（世界保健機関）が作った診断分類名のリストであるICD-10を用いて、精神疾患の診断を行っており、うつ病診断もこれに基づいて行われている。

DSMは、研究が進み、新しい分類が作られれば、随時改訂されることを前提に導入され、現在は「DSM-5」が使われている。うつ病に関しては、このDSMの導入を機に、それまでのさまざまな病名を一掃し（引っ越しうつ病、荷下ろしうつ病、etc.……）、一定の症状がそろっていて、抗うつ薬が効きそうな程度に重症なうつ病を、「大うつ病」（前述したように、「大」は典型的な、深刻なという意味）と呼ぶことになった。

一日中うっとうしい気分が続く「抑うつ気分」、あらゆることに興味がなくなり、何も楽しいと思えなくなる「興味・喜びの喪失」をはじめとして、5つの症状が2週間以上続き、しかも身体疾患（脳腫瘍、甲状腺機能異常など）といった他の原因がない場合、原因が何であろうと（心理的葛藤であろうがパーソナリティーであろうが）、きっかけが何であろうと（引っ越しだろうと荷下ろしだろうと）、とにかく「大うつ病」と診断することにしたのだ。

これによって、ＤＳＭ導入以前よりも、一定の診断ができるようになり、うつ病の研究は進んだ。

しかし、以前より多くの人がうつ病と診断されるようになり、第一章でも述べたように「こういう人も本当にうつ病なのだろうか？」といった、世間一般のうつ病イメージの混乱の端緒ともなった。

ＤＳＭの特徴はきっかけや心理的背景でなく、病状で判断すること

この「ＤＳＭ診断基準」の特徴は、「原因（心理的葛藤、パーソナリティー）や、きっかけ（引っ越し、荷下ろしなど）を問わないこと」、そして「とにかく何らかの診断に分類されるこ

と」である。

「大うつ病」と診断するには、まず、「大うつ病エピソード」であるかどうかを判断する。「エピソード」というのは、一定の期間、一定の症状がそろった状態にあることを意味し、日本語では「病相」などという。

うつ状態に特徴的な症状がそろって現れていて、脳卒中などの脳の病気や、ホルモンの病気など、他の病気がない時に、大うつ病エピソードと診断される。

大うつ病エピソードがあり、躁病エピソードを以前に経験したことがあれば、「双極性障害(以前の躁うつ病)」と診断される。[*14]

どのような場合に、「大うつ病エピソード」と診断するかは、DSM－5で細かく定められており、これに従って診断する。まずは、抑うつ気分、または興味・喜びの喪失、の少なくともどちらかが、一日中、毎日、2週間以上続いているかどうかを見る。

これら2つの中核症状に加え、食欲がなくて体重が減った、不眠、じっとしていられない、あるいは動作がゆっくりになってしまった、疲れやすい、といった4つの身体症状、および、自分を責める、集中できない、死にたくなる、などの3つの精神症状のうち、5つ以上が2週間以上続いているかどうかを見る。

その他、この症状によって生活に影響が出ていること、単に身近な人が亡くなったことによる一時的な反応ではないこと、他の精神疾患や薬の副作用による症状でないこと（薬の副作用でうつ状態になることもある）、などの基準を満たした場合に、初めて大うつ病エピソードと診断される。

このようにDSMに基づいた診察では、きっかけや心理的背景だけでなく、症状そのものに注目する。

「悩みを聞いてほしいのに」

患者さんから、「悩みを聞いてほしいのに、医者がちゃんと話を聞いてくれなかった」という声を聞く。

こういった不満は、「この先生は私の症状をわかってくれたのだろうか、この先生の出したこの薬で治るのだろうか」といった不安を招き、治療に影響を及ぼすこともある、大きな問題である。

こうした医師とのコミュニケーションに対する不満も、ひょっとしたらここまで述べたような、診断の問題と関係しているかも知れない。

精神科診断において、きっかけよりも、症状そのものが重視されている、ということは、世間一般にはあまり知られていないことだろう。患者さんたちはおそらく、うつ病の診断は、ストレスのきっかけ（昇進とか、引っ越しとか……）や悩みの内容によって行われていると考えていらっしゃるだろう。

そのため、懸命にご自分の悩みや、ストレスになったさまざまなご事情を、話されようとする。これは適切な診断を得ようとする努力である。

ところが、医師は、そういった情報だけでは診断ができない。診察時間が限られていた場合には、悩みを全て伺うことよりも、診断に必要な事項を質問することを優先せざるを得ない場合もあるかも知れない。これも適切な診断をするためなのであるが、患者さんの立場に立てば、「私がどんなことに悩んでいるのか、ろくに聞きもしないで、正しい診断ができるのだろうか？」と不安を感じることもあり得るだろう。

このように診断基準が変わり、「原因を問わず、症状に注目する」ことによって、診断は以前より一定するようになったが、うつ病をどのような情報から診断をしているのかという点では、医師と世間一般の間に、理解のすれ違いがあるのかも知れない。

DSMのもう一つの特徴は病名を併記すること

もう一つ、DSMの診断基準の特徴的なことは、2種類の病気の診断基準を示す症状を呈していた場合、両方の診断名を書き並べるということである。

代表的なのは、パニック障害である。パニック障害は、突然に激しい動悸がして死の恐怖におそわれるような発作を繰り返す病気である。

パニック障害とうつ病が、同時に見られる場合、うつ病が原因でパニック発作が出た、と考えることもできるし、パニック発作を繰り返しているのでうつ病になった、と考えることもできる。

このような場合、DSMでは、パニック障害による大うつ病なのか、うつ病によるパニック発作なのか、因果関係は判断しないことになっている。その代わりに、診断基準を満たすのであれば、「大うつ病」「パニック障害」と、病名を書き並べることになった。

このように、2つの病気の間の因果関係に深く立ち入らないで、2つの病気を機械的に書き並べる、という診断分類を使うことにしたのは、大きな転換だった。

たとえばそれまでも、パーソナリティー障害の人はうつ状態になりやすい、というような臨床経験の蓄積はあった。しかし、このように経験的にわかっていたことを、データを集めてもう一度きちんと検証しよう、というのがアメリカ式の考え方だった。病名を併記することで、どのような病気とどのような病気が一緒に現れやすいのか、きちんと統計をとり、それまでに蓄積されてきた経験を、データを基に再検証しようというわけである。

その結果、それまで想定されていた概念がきちんと科学的に証明されたり、あるいは、予想もつかなかった結果が生まれたりすることも起きた。

DSMにより進んだ研究例

その例をいくつか挙げよう。

脳梗塞があるからうつ状態になるのか　うつ病の人が脳梗塞になりやすいのか

脳の血管が詰まり、麻痺などの神経症状が現れ、MRIを撮ると、そこに脳梗塞（血管が詰まったことによって脳の一部の細胞が死んでしまった状態）の痕が見つかる、というのが脳卒中である。

一方、脳卒中になったことはないけれど、MRIを撮ってみたら、脳梗塞のような痕が見つかった、しかし何の自覚症状もなかった、という場合は、「潜在性脳梗塞」と呼ばれる。これは健康な人でも、ある程度の年齢の人にはしばしば見られるものである。

高齢で発症したうつ病の人の脳のMRIを撮ると、この潜在性脳梗塞が見つかる率が、高いのである。

DSM導入以前は、うつ状態で受診した患者さんの脳画像を撮影した結果、脳梗塞の痕が見つかったら、その時点で、これが原因であると判断して、「脳器質性うつ病」と診断していた。

脳卒中がうつ病を起こす、ということは経験的によくわかっていたし、基準もはっきりしなかったことから、脳卒中を経験した人がうつ病になった場合だけでなく、うつ病になってからMRIを撮ったら潜在性脳梗塞が見つかったという場合でも、同じように「脳器質性うつ病」と診断する場合が多かったのである。

しかし、脳卒中を経験したかどうかは病歴を聞けばわかるが、自覚症状のない潜在性脳梗塞の有無は、MRIを撮らないとわからない。

ということは、潜在性脳梗塞のあるうつ病の人は、たまたまMRIを撮っていれば、「脳器質性うつ病」、MRIを撮っていなければ「大うつ病」と、違った病名で診断されていたことになる。

しかし、DSMは、たとえ、偶然MRIを撮ったら潜在性脳梗塞が見つかった、という場合であっても、この潜在性脳梗塞とうつ病の因果関係ははっきりしないと考えて、両者を併記する立場をとる。すなわち、「大うつ病」「潜在性脳梗塞」と併記するのである。

とにかく、このように病名を併記するようになったことをきっかけとして、「大うつ病」と診断された患者さんの中で、脳梗塞の痕が見つかる人の割合を調べる研究が行われた。その結果、高齢で発症したうつ病の患者さんでは、確かに潜在性脳梗塞が多く見つかることがわかった。[*15] それまで、潜在性脳梗塞があれば、「脳器質性うつ病」と診断してきたことが、あながち間違いではなかった、とわかったわけである。

ところが、ことはそう単純ではなかった。

より最近、フラミンガム研究という、有名な研究の成果が報告された。これは、ある時点でその地域に住んでいる人全員について、登録をして、その後数年間かけて、経過を観察、研究したものである。ある時点でうつ病と診断された人を8年間にわたって経過観察した結果、うつ病と診断された人の方が、その後、脳梗塞を発症する頻度が高かったというのである。[*16]

それまでの考えは「脳梗塞ができたからうつになった」というものだったが、これは「うつ病の人は脳梗塞ができやすい」という、全く逆の可能性を示している。すなわち、潜在性脳梗塞がうつ病の原因である、という考え方が正しいかどうかは、再度振り出しに戻ったと言ってよいだろう。

うつ病の人は、心筋梗塞などが起きやすいという報告もある。[*17] それも考えあわせると、うつ病の人は、具合が悪くて動けないので血が固まりやすいとか、脳梗塞や心筋梗塞とうつ病には共通の遺伝子が関係しているのではないか、など、いろいろな可能性が考えられる。

どうしてうつ病の人は脳梗塞ができやすいのか、そのメカニズムは未だに解明されていない。

いずれにしても、「うつ状態の人に潜在性脳梗塞が見つかったのだから、潜在性脳梗塞がうつ病の原因だろう」という、以前の単純な考え方は正しくないということが、因果関係を決めつけないというDSM診断基準の精神によって、明らかにされたと言うことができるだろう。

DSMに基づいて行われた研究の例をもう一つ挙げてみよう。

もう死語になったが、「引っ越しうつ病」「荷下ろしうつ病」といった言葉の通り、うつ病は何かしらのストレスの後にかかることが多い。

DSM診断に基づく実証的な研究では、その因果関係を前提とせずに、とにかく大うつ病の診断基準を満たす人で、なおかつその前1年間に、何らかの（ストレスフルな）生活上の出来事（ライフイベント）があったかどうかを調べる研究が行われた。この研究により、確かに生活上の出来事の後にうつ病を発症することが多いことが、たくさんの研究で確認された。

ところが、別の研究では、意外な結果も報告された。2164ペアの一卵性双生児で、最近のストレスフルな生活上の出来事を検討した研究によれば、ふたごの一方が大うつ病にかかっている人の場合、大うつ病にかかっていないふたごのもう一人にも、さまざまな生活上の出来事（暴行、深刻な婚姻関係の問題、離婚／別居、失職、重症疾患、経済的問題、親戚や友人とのトラブル）が多く見られたというのである。[*18]

ストレスでうつになるのか　ストレスに遭遇しやすい人がうつになるのか

普通、失職や多重債務などの後にうつ状態になった人がいれば、失職によるうつ病、多重債務によるうつ病、と考えるだろう。患者さんの話を聴けば聴くほど、そうとしか思えないし、時間的にも、こうしたストレスの後に発症しているのは確かである。

しかし、大うつ病にかかっていない、ふたごのもう一人に聴いても、最近同じようなストレス体験があった、と答えた、というのである。すなわち、ふたごの一方はそういったストレスの後に大うつ病にかかっており、もう一方はそういったストレスがあっても大うつ病にかかっていないのである。これはいったい何を意味するのだろうか。

これはつまり、大うつ病にかかった人が「うつ病にかかる前に、失職して離婚して借金しました。だから私はうつ病になったんです」と言ったとしても、その因果関係が成立するかどうかはわからない、ということを示すのである。

なぜなら、同じ遺伝子を持つふたごのもう一人の人も、同じような時期に、似たようなストレスを経験していたのに大うつ病にかからなかった、ということは、そのストレス経験が、うつ病の発症に直接の因果関係にあるとは考えにくい。むしろ、ストレスに遭遇する度合いが、何らかの形で遺伝的な影響を受けていると考えられないだろうか。その原因としては、このふたごの人たちは、ストレスフルな生活上の出来事を経験しやすい性格傾向があり、この性格傾向が遺伝している、と考えることができる。

そして、この研究の結果から、「ストレスを受けたからうつ病になったのだ」という単純な因果関係で考えてよいかどうかも、怪しくなったのである。

産後うつ病

ＤＳＭの導入によってはっきりしたものに、産後うつ病も挙げられる。産後うつ病については、ホルモンバランスの変化が精神変調の原因であると考えられ、以前は「産褥期精神障害」という、独自の病名が用いられることが多かった。

しかし、ＤＳＭ－Ⅳでは、産後に起きる精神疾患はお産の影響である、と決めつけずに、その症状がうつ病であれば、「大うつ病」とし、「周産期発症」という特定用語を付記するだけとなった。

こうした考えの基に、研究が進められた結果、意外なことに、産後よりもむしろ妊娠中の方がうつ状態が多いこと、[*19] うつ状態の重症度や性質も、産前、産後で差がないこと、[*19] 過去のうつ病の病歴が産後のうつ状態の危険因子であることなど、[*20] 産後うつ病は、症状や経過などの点では、特に他のうつ病と違いがないことがわかってきた。授乳中の服薬の問題など、産後特有の問題はいろいろあるにせよ、産後うつ病も、基本的には普通にうつ病の治療をすればよいと考えられるようになったのである。

こうしたことから、産後に発症すれば何でも「産褥期精神障害」として特別扱いする、という以前の考えは、必ずしも正しくないことがわかったと言えよう。

このように、「うつ病の患者さんで脳梗塞が見つかったら、脳梗塞がうつ病の原因」「ストレスの後でうつ病になったら、ストレスがうつ病の原因」「産後のうつはホルモンのバランスの乱れ」などと、いかにも因果関係がありそうに見えることでも、決めつけずにきちんと研究してみることによって真実が見えてきたのである。

パーソナリティー障害の診断にも大きく影響したDSMの導入

診断システムの変更は、パーソナリティー障害の診断にも大きく影響した。

パーソナリティー障害とは、感情が不安定で、安定した人間関係を築くことができず、時にはリストカットなどを繰り返してしまうような人などを言う。

パーソナリティー障害の人がうつ状態になった場合、DSM導入以前は、パーソナリティー障害に注目して精神療法を行い、抗うつ薬を使うとしても、あくまでも補助的であった。そして、そのうつ状態は、パーソナリティー障害の反応の一部と考え、うつ病とは診断しないことが多かった。

ところが、「大うつ病、パーソナリティー障害」、と2つの病名を書き並べて診断できるようになったことを機に、以前はパーソナリティー障害として治療していた人も、うつ病として抗うつ薬中心で治療する場合が増えてきた。すなわち、診断システムの変化によって、治療も変化したのである。

パーソナリティー障害は、長期の精神療法が必要であり、治療は容易ではない。こうした根本的な問題を長期的視野で治療するよりも、うつ病と診断して、手っ取り早くある程度の効果が得られる抗うつ薬治療を行うことが、優先される傾向が出てきたのである。

このこともまた、世間一般のうつ病のイメージとは違うタイプの人が「うつ病」とされるようになった原因である。

「仮の分類」の固定化

このように、原因を決めつけるのでなく、「原因は問わずに、一定の診断基準で分類する」ということを始めた結果、多くの研究が行われ、それまで経験で言われてきたことが、きちんと証明されたり、否定されたり、あるいはもっと意外なことがわかったりと、さまざまな形で研究が進展した。

こうした時代は、ＤＳＭの黄金時代であった、と言ってもよかろう。

しかしながら、この時代は長くは続かなかった。

本来、こうした研究の成果で新しいことがわかれば、診断基準を変更し、さらなる研究へと進める、というのが、DSMの精神であった。

ところが実際には、一九九四年のDSM‐Ⅳ以後、説明文の改訂（TR）が行われた他は、診断基準は改定されず、次のDSM‐5まで19年を要してしまった。

すなわち、研究を進展させるために「仮の分類」を作ったのに、「仮」のはずの診断基準が、固定化してしまったのである。

どうしてこのようなことが起きたのだろうか。

もともとDSMはアメリカ精神医学会が作っている基準なので、筆者には想像するしかないが、結局のところ、便利な基準であった、ということであろう。

誰にとって便利だったのか？　あまりにもうがった見方かも知れないが、現在のDSMのように、いろいろな症状の人を、幅広く大うつ病に含める診断基準の方が、もっと進化した、厳密で細かい基準よりも、抗うつ薬を販売している製薬会社にとっては都合が良かったのではないだろうか。このことが何らかの形で間接的に影響していた可能性も、ないとは言い切れないであろう。

DSMはない方がよいのか

本来DSMは、「さまざまな原因によるうつ状態の患者さんが含まれることはわかっているが、とりあえず大うつ病と分類しておきましょう。そして、その先の細かい分類（亜型分類）は研究を進めながら随時改訂していきましょう」ということで導入されたシステムだった。ところが、その改訂は、先延ばしにされているという状態である。

また一般の人が「こういう人もうつ病なのだろうか？」と当惑するような、本来のうつ病のイメージとは違うタイプの人が、次々とうつ病と診断され、社会全体でうつ病のイメージが共有できなくなっている問題は、このDSMの導入がきっかけだった。

巷《ちまた》では「精神科医は何でもかんでも『うつ病です』と言って、抗うつ薬を出しているようだ」という不満の声を耳にするが、それもこのDSM診断基準の導入を機に生まれた概念上の混乱と無関係ではないだろう。

それでは、DSMはもうやめた方がよいのだろうか？

もちろんそんなことはない。

今の状況も良くないかも知れないが、DSM導入前の精神科診療は、もっと混乱していたからである。

DSM導入以前の時代について、詳しく説明しよう。

うつ病というのは、あらゆる精神疾患の中で、最も歴史が古い病気である。

たとえば自閉症は、カナーが一九四三年に提唱したものであり、その歴史は100年に満たない。「自閉症と診断された人が、大人になってどのような症状となるのか」「自閉症と診断された人たちの精神内界はどのようなものなのか」などは、ここ数十年の間に少しずつわかってきたことである。

一方、うつ病の起源は、紀元前の古代ギリシャの哲学者たちの記載にまでさかのぼる。当時は、うつ病は「黒胆汁（メランコリー）」が増えたり減ったりする病気と考えられ、身体の病気であると考えられてきた。その後、中世の間は、宗教的、魔術的な考え方に圧倒され、こうした考えがほとんど忘れ去られたかのように見える時代もあったのだが、それらを乗り越え、やがて医学的概念として結実した。

一九世紀にクレペリンが、精神病を「早発性痴呆（現在の統合失調症）」と「躁うつ病」に分けたことが、現在の疾患分類の源流である。

当時の「躁うつ病」には、現在で言う「双極性障害（躁とうつを繰り返す疾患）」と、うつ状態だけが起こる「うつ病」が含まれていた。またこの頃のうつ病は、妄想や幻聴を伴うほどの激しいものであり、現代のうつ病とはだいぶ異なるもので、うつ病患者は強い偏見にさらされていた。

しかし、抗うつ薬が発見されて、治療ができるようになったこと、「うつ病は心の風邪です」という啓発活動が盛んに行われたことなどが奏功し、偏見の打破に一定の成果をあげた。「うつ病は、まじめで几帳面な人がなる」という説明も、うつ病に対する偏見の軽減に、有効だったと考えられる。

一方で、典型的なうつ病であれば、診断はある程度一致したかも知れないが、うつ病は、幻聴や妄想を伴う激しいものから、比較的軽いものまで、非常に幅が広い。どこからどこまでをうつ病と呼ぶのか、曖昧《あいまい》な点も多く、医師によって診断が異なるという状況があった。同じ患者さんでも、かかる病院によって、診断も治療も全く異なるということは日常茶飯事であった。

診断が違うといっても、「ある病院では抑うつ神経症、ある病院では内因性うつ病」という程度なら、まだよい。ある医師は、ほとんど心眼でしかわからないような、思考の道筋のわずかな乱れを根拠に「統合失調症」と診断し、ある医師は、わずかな脳波の乱れを根拠に「てんかん」と診断し、という具合だったのである。

そんなわけで、DSMが作られ導入された。

DSMができたことによって、診断は以前より格段に一致するようになった。

特に、統合失調症や双極性障害などの典型的な精神疾患に関して言えば、DSMの導入により、医師の間での診断の一致率は、乳ガンの病理学的診断よりも高いくらいである。*21 トレーニングされた精神科医が、この基準をもとに時間をかけて面接すれば、診断が一致するようになったのである。

ＤＳＭを使うことによって、やっと精神疾患を実証的に研究することが可能になった。

またＤＳＭができたことによって、はじめて医師の間の共通言語ができ、他の医師からの紹介状を見ても、意味が通じる時代になった。

「そんなこと当たり前ではないか」と驚かれる方も多いかもしれないが、それまでのうつ病治療の状況を考えれば、これは大きな進歩だったのである。

その後、アングストによる研究から、「躁とうつを繰り返す人」と、「うつだけの人」では、全く経過が違い、「躁とうつを繰り返す人」では特に再発しやすいことがわかり、ＤＳＭでは、それまでの「(うつ病も含む)躁うつ病」を、「双極性障害」と「(単極性の)うつ病」の、大きく2つに分ける分類が採用された。

その結果、双極性障害の研究も進み、双極性障害には遺伝子が関与する一方で、うつ病では遺伝子の関与が比較的小さく、むしろ環境因が関与することがわかってきた。そして「うつ病」は、誰でもかかり得る病気であるとの認識が、さらに定着しつつあるのである。

確かに、ＤＳＭは未だ不完全な基準であり、また、その改訂が滞っているために、うつ病をめぐる新たな混乱を、我々にもたらしている。しかしＤＳＭが、それ以前のもっとひどい混沌を整理し、今も研究の役に立っていることは、疑いようもない事実なのである。

現在のうつ病分類

ＤＳＭでは、うつ病を含む疾患群は「気分障害」と呼ばれていた。

以前は「感情障害」と呼ばれていたが、感情にもさまざまなものがある。うつ病で障害されるのは、喜怒哀楽のように、秒単位、分単位で変化する「情動」ではなく、日、週、月単位という長期で変化する、全ての感情の基底にある「気分 mood」である、という認識から、このような病名（＝気分障害）と改められた。

しばしば使われる、「うつ」という言葉は、うつ状態を表す漠然とした一般用語であり、病名ではない。そのため、「うつ」という曖昧な言葉自体、使うべきではないという人もいる。「うつ」＝うつ病と考えられることが多いが、実際には、うつ状態を呈する病気はたくさんある（逆に言うと、だから抗うつ薬が効かない場合もあるのである）。

うつ状態に対するＤＳＭの診断の分類には、以下のようなものがある。

うつ状態に関連するDSM診断分類

大うつ病
双極性障害
気分変調症（持続性抑うつ障害）

気分循環性障害（気分循環症）
統合失調感情障害
他の医学的疾患による双極性障害／抑うつ障害（身体疾患による気分障害）
物質・医薬品誘発性双極性障害／抑うつ障害（物質誘発性気分障害）

このうち、いわゆるうつ病と言われている「大うつ病」と、従来躁うつ病と呼ばれ、躁状態とうつ状態の再発を繰り返す病気である「双極性障害」の2つが、大うつ病エピソードを引き起こす、主要な疾患である。

「双極性障害」は、社会生活の障害を招くような重い躁状態を伴う「双極I型障害」と、特に生活に支障はない程度の軽躁状態を伴う「双極II型障害」とに分けられる。特に、双極II型障害は、軽躁状態では何の支障もないため、本人にとっては「うつ病」としか感じられないもので、双極II型障害とうつ病の区別は非常に難しく、間違われやすい。本来なら双極性障害の人は、気分安定薬を飲まなければいけないのだが、そういったわけで抗うつ薬を処方されることがある。ところが抗うつ薬は双極性障害には効かず、時として悪影響を与えることがあるので、厄介である。[*14]

「気分変調症」という病名は、何か気分が変わりやすいような病気のイメージであるが、これは、比較的軽いうつ状態が2年以上続くというものである。症状が重くないとはいえ、長期間続けば、社会生活の障害は大きく、この病気もうつ病以上に難しい病気である。

しかしながら、あまりに長く続いている場合、パーソナリティーとの境界線ははっきりしなくなってくる。そのため、このように長期に軽いうつ状態のある人の場合、「気分変調症」と診断するか、「パーソナリティー障害」と診断するかは、なかなか難しい場合もある。

「気分循環症」というのは、軽いうつ状態と軽躁状態を繰り返すもので、こちらもパーソナリティーの範囲でとらえることもできる。以前、躁うつ病の人は、気分の変動が大きい、循環性格の人が多いと言われてきたが、現在では、循環性格は「気分循環症」ととらえられ、双極性障害発症前の前駆状態と考えるようになっている。

「失調感情障害」は、統合失調症と気分障害の中間に位置するもので、躁状態やうつ状態の最中に精神病症状（幻聴、妄想）が見られれば「気分障害」と診断される一方、躁でもうつでもない時に精神病症状が見られた場合は、「失調感情障害」と診断される。これはうつ病型と双極型に分けられ、前者は統合失調症に近く、後者は双極性障害に近い。

「身体疾患による気分障害」は、身体疾患が直接脳に作用して、うつ状態や躁状態を引き起こしている場合である。がんと告知されたショックでうつ状態になった、というように、身体疾患の心理・社会的な影響がうつ病のきっかけとなっている場合は、これには含めない。パーキンソン病や脳梗塞など、直接脳が障害される病気による場合と、甲状腺などのホルモンの病気によって、脳に影響が出る場合の2つが多い。

なお、糖尿病でもうつ病を伴うことが多いが、「糖尿病による気分障害」という診断はせず、前述したように両者を書き並べることになっている。糖尿病が原因でうつになったとは言い切れないし、また、糖尿病の人で、うつ状態のために食事療法ができずに糖尿病が悪化したりなど、両者の関係は必ずしも単純ではない。

「物質誘発性気分障害」というのは、薬などによってうつ状態や躁状態になる場合である。

実は、薬の解説（添付文書）に、副作用として「うつ状態」を挙げている薬は多数ある（添付文書データベースでは、薬の5・5％《1255２剤中691剤》に、副作用としてうつ状態またはうつ病が記載されていた）。

しかし、作用を証明する研究は厳密に行われているが、副作用については、その因果関係が十分研究されておらず、こうして記載されている症状は、副作用であるとはっきり証明されたものばかりではない。添付文書では、臨床試験などで副作用として報告されたものが、すべて書かれているだけだからである。

新薬の承認を受けるためには、臨床試験を行わなければならない。その臨床試験は、「新薬」と「何の効果もない偽薬（プラセボ）」の2種類を用意し、どちらを服用しているか、患者さんにも医師にもわからないようにしながら投与する。

そうやって治療を進め、プラセボに比べて、新薬の方がより効果が高いことを科学的に証明するのが、臨床試験である。

ところが新薬で出るかも知れない副作用を、患者さんに詳しく説明すると、何の効果もないプラセボを服用した人たちの中にも、そのような副作用の報告が多くなる。プラセボでも効果が出てしまうことを「プラセボ効果」というが、このようにプラセボで副作用が出てしまうことは、「ネガティブ・プラセボ効果」という。報告された「副作用」が全て副作用だと考えてしまうと、世の中で一番副作用の種類が多い薬は、「プラセボ」になってしまう。添付文書に書かれている薬の副作用にも、こうした効果で出現した、実際には薬の影響ではないものも含まれているのである。

実際に「うつ病を高頻度に起こすこと」が科学的事実として証明されている薬となると、多くはない。

詳細な文献調査によれば、典型的な大うつ病とは言えないが、うつ状態を引き起こす薬として、副腎皮質ステロイド剤（さまざまな疾患に用いられる）、インターフェロンα（C型肝炎などに用いられる）、インターロイキン2（抗がん剤。イムネースなど）、GnRH作動薬（子宮内膜症等に使われる薬。スプレキュアなど）、メフロキン（抗マラリア薬）、埋め込み型避妊薬（日本未発売）、β遮断剤プロプラノロール（高血圧の薬。インデラルなど）などが挙げられるという。[*22]

この中で、最も問題となっているのは、C型肝炎などに使われる、インターフェロンであろう。

その他、レセルピンという降圧薬も、うつ病を引き起こすことが知られている。現在ではほとんど用いられないが、今でも売られているので、注意が必要である（商品名 アポプロン）。また、精神刺激薬（覚醒剤を含む）からの離脱や、アルコールもうつ状態を引き起こす。

現在想定されているうつ病の亜型

前項で、うつ状態を引き起こす診断分類を挙げたが、現在、通常「うつ病」と言えば、「大うつ病（大うつ病性障害）」を示すと言ってよいだろう。

その他の診断分類によるうつ状態にも、「うつ病」という言葉が使われることはある（双極性うつ病、脳梗塞後うつ病など）が、これらはうつ病とは区別すべきものである。ましてや、これらのどれにも当てはまらないような、「自覚的にうつっぽい」というだけの場合は、うつ病ではない。

そして「大うつ病」と診断された人の中にも、さまざまな人が含まれている。「真面目で几帳面な性格で、ストレスをきっかけに発症した」という典型的な人のほか、性格が大きな要因となっている人もいれば、脳梗塞の関与が疑われるような人もいる。双極性障害予備軍の人も含まれている。

一つの病気と言うよりもむしろ、症候群（シンドローム）、すなわち一連の症状を併せ持っている状態を示す、と考えるべきだろう。

どのような症状の特徴を持ったうつ病の人は、どのような経過をたどり、どのような薬が効くのか。こうしたことを明らかにする研究を推進するために、ＤＳＭでは、大うつ病エピソードと診断された場合、以下のような特定用語により、その特徴をさらに記述することになっている。

まずは、重症度である。

重症度は、

軽症／中等症／重症／部分寛解／完全寛解

に分けられる。

また、幻覚・妄想を伴う場合は、

精神病性の特徴を伴う

となる。

精神病性の特徴はさらに、

気分に一致した精神病性の特徴（うつ病の症状の延長として理解できるような妄想）

気分に一致しない精神病性の特徴（自分の考えが周りに伝わっている、といったような、奇異な幻覚・妄想を含む）

に分けられる。

その他、症状の特徴を示すものとしては、

メランコリア／非定型／緊張病／混合性／不安性の苦痛

がある。

さらに、経過を示す特定用語としては、

単一エピソード／反復性

を明記する。

そして、

季節性／周産期発症

などの特徴を特定する。

これらの特定用語を使えば、その人のうつ病について、かなり細かく記述することができる。

「大うつ病性障害　メランコリアの特徴を伴う、単一エピソード」

という具合である。

このように細かく分類されたうつ病の中でも、最も代表的なのは、

メランコリー型うつ病（大うつ病性障害、メランコリアの特徴を伴う）

非定型うつ病（大うつ病性障害、非定型の特徴を伴う）

の2つである。

これらはいったい、どのようなものなのだろうか。

メランコリー型うつ病（内因性うつ病）

今も昔も、典型的なうつ病、とされているのが、このタイプのうつ病である。症状としては、自責感、制止（動きがゆっくりで、考えも進まない）あるいは焦燥（どうしよう、どうしよう、と落ち着かず動き回る）、早朝覚醒、日内変動（朝が悪く、夕方はましになる）などが特徴的である。

DSM以前には、「几帳面で他人に気をつかう性格の人が、こうした性格傾向の人にとって特にストレスとなる状況にさらされた際に発症する」とされ、「内因性うつ病」と呼ばれていた。まじめで几帳面な人は、昇進など、一見良いことであっても、人一倍きちんとやらなければ、と重圧に感じてしまうため、悪いことでなくてもストレスになってしまうのである。

内因性とは、原因を「内因」――すなわち、単なるストレスでもないし、脳の器質的な障害（脳梗塞や脳腫瘍）でもない、何らかの異常によるもの――と想定した命名である。

しかしながら、どれだけこうした特徴があれば内因性なのかが、明確ではなかった。

DSM導入後は、「内因性うつ病」に対して、原因には立ち入らず、その「症状」のみを操作的に定義した「メランコリー型」という概念が採用され、一九八〇年以前の「内因性うつ病」の概念は、「大うつ病　メランコリアの特徴を伴うもの」として受け継がれた。

メランコリアの特徴を伴う[*13]

A. 現在のエピソードの最も重度の期間に、以下のうち1つが存在する

1すべての、またはほとんどすべての活動における喜びの喪失

2普段快適である刺激に対する反応の消失（何かよいことが起こった場合にも、一時的にさえ、よりよい気分とならない）

B. 以下のうち3つ（またはそれ以上）

1はっきり他と区別できる性質の抑うつ気分があり、深い落胆、絶望、および／または陰鬱さ、またはいわゆる空虚感によって特徴づけられる

2抑うつは決まって朝に悪化する
3早朝覚醒（すなわち、通常の起床時間より少なくとも2時間早い）
4著しい精神運動焦燥または制止
5有意の食欲不振または体重減少
6過度または不適切な罪責感

この「メランコリー型」は、うつ病の中では症状が重いため、新しいタイプの抗うつ薬（SSRI、選択的セロトニン取り込み阻害薬）が効きにくく、[*23]古いタイプの抗うつ薬（三環系抗うつ薬）が有効なタイプである。[*24]そして、何と言っても、他のタイプのうつ病に比べ、プラセボではほとんど効果がない[*25]のが特徴である。

軽症、中等症のうつ病の薬物療法は、

1　SSRIまたはSNRI（セロトニン・ノルアドレナリン取り込み阻害薬）を十分量、1ヵ月程度続ける
2　無効なら、三環系を含む、他の抗うつ薬に変更
3　リチウム、甲状腺ホルモン剤などによる増強療法

4 電気けいれん療法

といった順で進めるが、[26] これもメランコリー型をある程度念頭に置いたものと言えよう。

ところで、多忙な臨床場面に、DSMが広く浸透するにつれて、単に「大うつ病」と診断するだけで、特定用語を用いない傾向が出てきている。

そのため、本当は「大うつ病性障害、メランコリアの特徴を伴うもの」が、それまでの「内因性うつ病」を引き継いだのに、「大うつ病」という診断名全体が、それまでの「内因性うつ病」を引き継いだものであるかのような誤解が生じてしまったように思う。

こうしたいきさつにより生まれた混乱も、最近、「うつ病らしくないうつ病が増えた」との指摘につながっているのであろう。

非定型うつ病

DSMが登場して、新たに認知されるようになったのが、この「非定型うつ病」である。非定型うつ病は、元々は抗うつ薬のうち、モノアミン酸化酵素阻害薬に反応する患者の特徴として抽出された。逆に言えば、非定型うつ病患者においては、三環系抗うつ薬の効果は期待できないことになる。[27]

そして、「不安症状を伴うこと」「自責感が少ないこと」「良いことがあると少しは気分が良くなること」「拒絶されることに対する過敏性」など、その精神症状の特徴から、「類ヒステリー不機嫌症（Hysteroid Dysphoria）」と呼ばれた。[*28]

よく見られる症状が、「食欲増加と過眠」という、メランコリー型で見られる「食欲低下、不眠（早朝覚醒）」とは全く逆の特徴であるように、全体にメランコリー型とは対照的である。

非定型うつ病では、虐待や無視など、不適切な養育を受けた人が多い。[*29] また、非定型うつ病では、「パニック障害」「（心的）外傷後ストレス障害などの不安障害」「境界性などのパーソナリティー障害」の合併が多いことも報告されている。

（なお、「季節性うつ病」あるいは「双極性障害」のうつ病エピソードでも、過眠、過食は見られ、「季節性うつ病」や「双極性うつ病」でも「非定型の特徴を伴う」と診断されることがある）

この非定型うつ病は、昨今急に増加してきた。

これは、それまで「不安障害」あるいは「パーソナリティー障害」として治療してきた人を、DSMの導入に伴って積極的に「大うつ病」と診断し、抗うつ薬治療を行うようになったためである。

非定型うつ病は、先述したように、世間一般の人が抱くうつ病のイメージとは、対照的な症状を呈するため、この診断の増加は、社会全体でうつ病のイメージを共有できなくなった、最も大きな原因であろう。

もともと、パーソナリティー障害などの人に対しても、うつ状態になった時に抗うつ薬を使うということは以前から行われてきたが、どちらかと言えば精神療法を中心とした治療が行われていた。こうして正式に「大うつ病性障害、非定型の特徴を伴う」と診断されるようになって、抗うつ薬を使う機会が、より増えたことは間違いないが、抗うつ薬と同程度に、長期間にわたる精神療法が必要であることは、DSM導入によって診断名が変更されても変わりはない。

また非定型うつ病の治療は、非常に長期間にわたるので、メランコリー大うつ病のように、治るまで休職する、という単純な対応ではうまくいかない場合もある。

非定型の特徴を伴う

A．気分の反応性（すなわち、現実のまたは可能性のある楽しい出来事に反応して気分が明るくなる）

B．以下のうち2つ（またはそれ以上）

1有意の体重増加または食欲増加

2過眠

3鉛様の麻痺（すなわち、手や足の重い、鉛のような感覚）

4長期間にわたり対人関係上の拒絶に敏感（気分障害のエピソードの間だけに限定されるものではない）で、意味のある社会的または職業的障害を引き起こしている

C．同一エピソードの間に「メランコリアの特徴を伴う」または「緊張病を伴う」の基準を満たさない

その他のうつ病

「緊張病性の特徴」というのは、うつ状態の極期（一番ひどい時）に、全く会話ができず身体が固まったようになってしまうという「昏迷状態」となるばかりか、奇妙な姿勢でいつづけたり、相手が言ったことをそのまま繰り返したりするといった症状が出現する状態である。

こうした場合、日本では、「非定型精神病」と呼ばれることが多かった。特に、日本でこの疾患の研究を進めた京都大学の満田、鳩谷の影響もあり、関西地方では今でも使われることがある。

しかしこの診断名は、どのような患者さんを指すのかはっきり定義されずに使われてきたため、混乱を招いてきた。

現在では、大うつ病エピソードの中でこうした症状が現れた場合には「うつ病」と診断し、

うつ状態なしにいきなりこうした昏迷状態となった場合には「特定不能の精神病性障害」などと診断される。

「季節性うつ病」は、緯度の高い地方（北半球では北の方）に多く、冬期に現れ、過眠・過食を伴ううつ状態が特徴である。冬期のうつ状態に加えて、春に軽躁状態を伴う場合もあり、こうした場合は、「双極II型障害、季節型」となる。

この季節性うつ病には、光療法が有効であることが知られている。朝6〜8時くらいの間、明るい照明器具の前に座る、という治療法であるが、この季節性うつ病に対する有効性が確立している。季節型うつ病は、その特徴から、人類が氷河期に適応した結果、などと解釈されている。

また、重症のうつ病では精神病症状が見られることがある。「自分がだめな人間になってしまった」といううつ病の症状が発展して、強く確信されてしまうのである。主なものは「罪業妄想（大変な罪を犯した、等）」「貧困妄想（破産した、等）」「心気妄想（不治の病にかかった、等）」といった妄想である。こうした妄想が悪化すると、さらに、これらの考えに一致した内容の幻聴までが聴こえてくる場合もある。

検討中の分類

こうした、既にDSMに取り入れられている分類の他に、その後の研究で提案されているものもある。

「血管性うつ病」「双極スペクトラム」などである。

高齢初発のうつ病患者さんでは、MRIを調べると、脳梗塞の痕が見つかることが多い。そのため、「脳血管性うつ病」という概念ができた。[*30]

こうした患者さんは、治療に反応しにくく、また副作用が出やすい。考えや動作がゆっくりになる症状（精神運動緩徐化）が残存する場合もある。

「双極スペクトラム」は、現時点ではうつ病エピソードしかないため、「双極性障害」とは診断されないが、将来的には双極性障害という診断になっていきそうな「双極性障害予備軍」と言うべき病気である。家族に双極性障害の人がいることや、発症年齢が若いこと、幻聴・妄想を伴うことなどが、潜在的に双極性障害であることを疑わせる特徴である。[*14]米国では、既に、こうした人たちを、「大うつ病性障害」ではなく、「特定不能の双極性障害（bipolar disorder NOS）」と診断する傾向が現れているようである。

また、認知症の前駆症状としてのうつ病に関しても、研究が進んでいる。軽い物忘れなどの「軽度認知機能障害」がある人の場合、うつ病を伴っていると、認知症に進展する可能性が高くなることから、[*31] こうしたケースでは、認知症の前駆症状としてうつ病が現れていると考えられる。

亜型分類の難しさ

このように書き連ねてみると「ずいぶんちゃんとした分類法があるではないか、それにのっとって、分類・診断すればよいのに、なぜうつ病の治療は未だに混乱しているのだろうか」と疑問に思う読者もおられることだろう。

ところが、実際は、DSMによる分類は、大うつ病の分類まではよく一致するのだが、大うつ病をさらにこうした亜型分類しようとすると、途端に医師の間で、診断が一致しにくくなってしまうのである。

先に述べたように、DSM診断基準が登場する以前は、「患者さんの話を聞き、そこから推定される原因」によってうつ病を分類していた。そしてそこから起こる混乱を解決するために導入されたのがDSMであった。ところがそのDSMの亜型分類もまた、原因を患者さんの話から推定して分類していることに変わりはないのである。だから診断が不確実になり、一致しにくいのである。

また、精神科医の診断は、DSMを使えばよく一致するようになった、と述べたが、こうした研究は、同じ面接に立ち会って診断することによって行われる。

以前テレビで、うつ状態の患者さんが、複数の病院に行ったら、診断も処方される薬も各病院で違っていたという内容が放送されていた。

ある人が、最初に受診したAクリニックの薬を飲んだが治らなかった。それで何ヵ月か後にB病院を受診したら診断も薬も違っており、その人はB病院の治療で症状が改善した、という話だった。

想像だが、この患者さんが、AクリニックでもB病院でも、同じ質問項目に全く同じように答えたら、おそらく2ヵ所の診断は一致するのではないかと思う。

診断は、診察室で患者さんとの間で交わされた話を基に行う。検査の方法がない精神科医療において、患者さんの答えの一つ一つは、それによってその後の何年かが左右されてしまうと言っても過言ではないくらい重要なものだ。

しかし患者さんは、非常に辛い状態で、診察イスに座っている。話したり説明したりする気力もなくしていることがある。本当は「NO」なのに、しんどくてつい「YES」と言ってしまうということもあるだろう。

また、過去に軽躁状態があったか、という質問は、双極性障害と大うつ病の区別の上で、極めて重要なのだが、軽躁状態は、本人もまわりも困らないほどの、軽微なものである。元気な時でも、7、8年も前のちょっとした変化をとっさに思い出すのは大変なことだ。これが、うつで辛い1回目の面接で思い出せるだろうか。

患者さんにご自分の症状を的確に話してもらうということは、非常に難しい。患者さんの話が、医師の診断の最大の情報源であるにもかかわらず、それは時としてその日の病状や気分、あるいは何かの拍子に変わったりする。これは全く無理もない話だ。しかしその度に、診断も揺れ、時には変わる。そして新しい病院で受診したら診断が違っていた、というようなことも起きるのである。このように、患者さんからの話を聴いて分類・診断するしかないということが、現在の亜型分類が一致しない原因である。

そしてもう一つ、亜型分類が一致しない原因として、患者さんの経過が変動するということがある。同じ患者さんを、同じ医師が診ている場合でさえ、患者さんが経過中、さまざまな臨床像を示すと、それにより途中で診断を変更する場合が、多々起こってくるのである。

まずは、誰が診断しても一致するようなケースをご紹介しよう。

（個人情報保護のため、改変を加えました）

【症例1　50歳男性】

鈴木さん（仮名）は、朝3〜4時に目が覚め、仕事のことや身内のことを考えてしまい不安、と訴えて受診した。

2人兄弟の長男。大卒後公務員試験に合格し、官庁に就職。28歳で結婚し、2児をもうけた。生来、まじめ、几帳面で、人に気を使う性格であった。

41歳時、数年前に所属していた部署で建物を建設したが、その際、発注した会社がミスをおかしていたことに当時は気づかず、今ごろになって建物に問題があったことが発覚した。既に別の部署に異動していたので、当時所属していた部署の現在の職員が対処してくれて、結局この問題は解決した。しかし、この以前の失敗を悔やみ、「このことでクビになるのではないか、仕事ができなくなるのでは」と、毎日そのことばかり考えるようになった。仕事に行くと、嫌でもこのことを思い出すし、それればかりか、休日も頭から離れず、3時、4時に目が覚め、過去の失敗を悔やんだ。

好きだった野球の試合も観なくなり、毎朝読んでいた新聞にも興味がなくなった。感情がなくなったような感じで心が動かない。意欲もなくなり、仕事が手につかず、仕事がたまるようになった。とはいえ、職場の同僚が仕事の遅れに気づくほどではなかった。

疲れやすく、一日が長く感じた。食欲もなく、無理矢理かき込むが、ただ口に入れているだけ、という感じだった。

自分はだめな人間だと思いつめた。ただ、午後は多少ましになる感じもあった。

消えてなくなりたい、どこかに行ってしまいたい、死んだら楽になる、と思った。電車に飛び込んだらどうなるかな、と思ったりもしたが、自殺したいとまでは思わなかった。

家族の観察では、最近、怒りっぽくなった、という。また、だめだ、だめだ、と独り言を言うことが増えたという。

こうした状態のため、精神科を初診した。

ネクタイは乱れており、身振りは少なかった。表情は自然であるが、笑顔はなかった。声の大きさや速さは中等度で、話はよくまとまっており、協力的であった。

興味喪失、抑うつ気分、意欲低下、食欲低下、自責感、日内変動、希死念慮、仕事の能率低下、早朝覚醒を認めたことから、「大うつ病、単一エピソード、中等症、メランコリーを伴うもの」と診断した。デプロメール50㎎、ロヒプノール1㎎で治療を開始した。

仕事は無理しないようにするようには伝えたが、続けることになった。

妻は、「彼の性格だろう」と思っている様子であったため、「うつ病であること」「必ず治ること」「性格ではなく病気であり、休養と服薬が必要であること」を伝え、さらに、「話を聞いてあげて欲しい」「気分転換を押しつけないで欲しい」を話した。

1週間後、副作用はなく、よく眠れるようになったと述べた。午後11時から朝6時頃まで眠れるようになった。心配事はまだあるが、クビになるという不安は減ってきたという。意欲は相変わらず出ないが、自分を責める気持ちは少し弱まってきた。

2週目、3週目もさらに改善し、5週目には、気分的にもすっきりして、仕事も意欲的にやろうという気が出てきたという。昔の失敗については、ふと思い出すことはあるが、あまり深く考え込むことはなくなった、という。

2ヵ月後にはだいぶ落ち着き、仕事もふつうにこなすようになった。睡眠もとれるようになり、口数も増え、家族から見ても、以前と変わりない様子になってきたとのことであった。

再燃予防のため、寛解後半年間にわたって治療を継続した後、治療終了とした。

その後、特に問題はなかったが、5年後の49歳時、以前と同じ状態になったと訴え、再度受診した。今回は、2ヵ月前から仕事が多忙となってきたので上司に窮状を訴えたが、お前の責任だろう、と人格を否定するようなことを言われ、つらい思いをした。そんな時、町内会の仕事を断り切れず引き受けてしまい、負担が重くなり、そのせいで会社の仕事がこなせなくなったという。

相手の言うことも上の空で、ミスも増えた。今までできた仕事がどうしてもできない。毎朝、出勤が億劫になってきた。再び、だめだ、だめだ、と独り言を言うようになった。寝つけない日が増え、また朝3時には目が覚めてしまう。仕事がこなせないため、帰宅が深夜となり、休日出勤することも増えた。自分を責める気持ちが強く、自分は必要ない、自分は生きていてもしかたがない、と感じ、階段を下りていると、誰かが後ろから押してくれたら、などと思うという。しかし自殺を考えたことはない。

「大うつ病、反復性、中等症、メランコリーを伴うもの」と診断した。前回よりもやや症状が重く、仕事の負担を減らす必要があると判断し、休職の診断書を発行し、1ヵ月間の休職とし、前回奏功したデプロメールより治療を開始した。

休職の診断書を見た担当課長が、「事情を知りたいから電話で話したい」と言ってきたが、本人抜きでは話ができないことを伝え、「どうしても必要なら、本人と一緒に受診してください」と伝えたところ、一度本人と共に受診した。いかにも圧迫的な上司という印象であった。

デプロメール150㎎で1ヵ月治療したが効果が不十分であったため、トフラニールに変更し、10→30→150㎎と徐々に増量した。しかし、その後も経過は一進一退であった。その間、本人が「休職で家にいて何もしないのもつらい」と訴えるため、「どのような作業なら、マイペースで、気が楽にできるか」を相談した結果、写経をすることになり、日課の一つに組み入れた。

トフラニールに変更して1ヵ月ほどで症状が改善し始め、その1ヵ月後にはほぼ改善した。出勤に対して恐怖感を訴えたため、まずはリハビリ出勤を始めることにした。

第1週は、毎日10時に健康管理室に行く
第2週は、健康管理室で1時間事務作業をする
第3週は、事務作業後に職場の食堂で食事をして帰る。自分の職場に顔を出す
第4週から、午前のみの勤務を開始
第5週から、職務軽減2時間
第6週から、通常勤務

と、ゆっくりしたペースで復職を行った。

その間に、今後は、できる範囲の仕事を抱え込んだりすることがないように、「こなせない量の仕事を割り振られても、できないものはできないと言いましょう」「時間内に仕事がこなせなくても、残業は最大2時間までで帰ることにしましょう」などと話し合った。

復職時、配置転換の時期に当たっていたが、元の職場に戻してもらうように依頼した。復職後は順調であった。半年経過し、特に問題ないため、もう配置転換しても大丈夫と判断したところ、配置転換となった。

復帰した時の職場では、同僚たちにうつ病のことを説明して、理解を得ていたが、新たな職場では、直属の上司以外はうつ病のことは知らない。しかし、休んでいる間に、認知療法の自

習書も読み、合理的な考え方も身につけており、無理はしなくなっていた。その後は、再発することなく過ごしているが、2回目の再発であったことも考え、最低1年は予防療法を続けることになった。

このケースは、性格特徴はまじめで几帳面で人に気を使うという「メランコリー親和型」であり、症状も、制止、早朝覚醒、日内変動、自責感など、典型的なメランコリー型の特徴を備えていた。発症の契機も、「まじめなために仕事を抱え込みすぎた」という典型的なパターンである。

SSRIは1回目のエピソードでは有効であったが、2回目は症状がやや重かったためか、効果が見られず、副作用は強いが、作用も強い、三環系抗うつ薬が必要となった。

こうしたケースでは、どんな精神科医でも、「メランコリー型」の診断で一致するだろう。

では次に、医師によって判断が分かれそうなケースをご紹介しよう。

【症例2　33歳女性】

佐藤さん（仮名）は、2年前からずっと、「寝つきが悪い」「不安になる」「背中が痛い」「だるい」といった症状のために「日常生活がつらい」と訴えて受診した。病院に行っても診療は2、3分で、薬が増えるばかり。薬を飲めば、ボーッとして不安はなくなるが、薬を飲んでいると仕事にならない。今度こそきちんと治したい、ということで受診した。

話を聴いてみると、ヒステリックに怒鳴りつける母と父の不和の中で育てられ、両親は本人が中学生頃に離婚するなど、不遇な環境で育ったようであった。

佐藤さん本人の話では、きまじめで少々柔軟性に欠ける性格だという。

大学卒業後、出版社に就職。担当した仕事が認められ、成果もあがり、充実して仕事をしていた。

しかし、25歳の時、仕事が忙しくなり、次第に責任の重さがつらくなり、うつ状態となった。夜中の1時、2時に帰ってきては、食べて吐くことを繰り返し、自己嫌悪に陥った。1ヵ月休職し、実家にもどって精神科にかかった。「不安症」と診断され、抗不安薬を処方され、回復して職場復帰した。

31歳時、仕事の負担が重くなり、再びうつ状態となった。これを機に、体力的にも限界と思い、12年間勤めた会社を退職し、フリーの編集者として仕事を続けた。

32歳時に結婚したが、結婚後、またうつ状態となった。精神科を受診したが、きちんと話を聴いてもらえず、不安ばかりが募った。SSRI（選択的セロトニン取り込み阻害薬）を処方されたが、吐き気が強く、自己判断で中止した。その後、別の精神科も受診し、別のSSRIを処方されたが、「この先生も話をあまり聴かずに薬で対処しようとする」と不満を感じ、通院は長続きしなかった。

気分の良い期間は本を読んだり料理をしたりできたが、決して日常を楽しむレベルにはいかなかった。調子の悪い期間は落ち込み、料理や掃除も億劫だった。自分には価値がないと思い、自殺も考えたが具体的な行動はしなかった。

気分が良い期間も食欲は出なかったが、落ち込んでいる時は特に食欲が減退した。逆に、一日中何かを食べ続ける日もあった。

33歳時、A病院を受診したところ、今度はじっくり話すことができ、頑張って治してみようという気になったという。

A病院受診時、表情は抑制されており、時折涙を流した。声量は小さく、抑揚も少ない。ゆっくり話すが、内容はまとまっており、協力的であった。

抑うつ気分、興味・喜びの喪失、食欲低下、希死念慮、易疲労感、集中困難、自責感、意欲低下、制止があることから、「大うつ病エピソード」と診断した。

そして、これまでに数回のうつ病エピソードを認めることから、「大うつ病、反復性」と診断し、症状の数から「中等症」と診断した。

また、これまでに、むちゃ食いのエピソードがあることなどから、「非定型うつ病」的な要素があるという印象はあったが、診察時の現在症と症状聴取の結果、自責感が見られ、制止が強いこと、特徴的な抑うつ気分、顕著な興味・喜びの喪失などから、「メランコリーを伴うもの」と診断した。

それまでのクリニックでは、SSRIを処方され、うつ状態が遷延していたので、三環系抗うつ薬に変更することとした。トフラニールを50㎎から開始し、2週間で150㎎まで増量した。2週間後には少しボーッとして何も考えずに過ごせる時が出てきたことや、一瞬でも何かやってみようと思える時があることなど、多少の改善傾向が見られた。

しかし、その後の4週間には、目立った改善が見られなかったため、初診の6週間後から、甲状腺ホルモン剤（チラージン）を追加した。

すると、2週間ほどで改善傾向が見られ、旅行に行きたいと言い出したりした。

しかし、佐藤さんが改善してきた様子を見た夫が、佐藤さんに仕事の愚痴を言ったり、ちょっとした仕事を頼んだりするようになると、今度は、「そんな話は聞きたくない」「そんな仕事はできない」と言ってけんかになり、食器をシンクに投げてほとんど壊してしまったりするなど、物に当たるようになった。それればかりか、夫に殴りかかりそうになったこともあった。「自分でもこのままでは何をするかわからない」と怖くなり、「一人にしてほしい、出ていって！」と言ってしまった。こうした事件の後には、過呼吸となることもあった。

その後も、ちょっとしたことでけんかになり、泣きながら物を投げたりすることが何回かあり、ついに、受診の3ヵ月後に、入院となった。

トフラニール150㎎と甲状腺ホルモン剤では改善が不十分なため、抗うつ薬をアナフラニールに変更した。しかしやはり改善せず、アモキサン200㎎に変更したところ、次第にうつ状態は改善した。

その間の面接で、「夫が一度洗った食器を、もう一度洗わないと気が済まない」「1週間のスケジュールを分刻みで立てる」「外出時の頻回の鍵締め確認」「企画書がほとんどできているのに、最後の数文字が思うようにならないと破り捨てて、はじめから書き直す」など、必要ないとわかっていてもやらずには気が済まない、という、強迫的な性格傾向があることが明らかとなり、こうしたパーソナリティーの特徴がうつ病の背後に存在すると新たに考えられた。

1月半ほどで退院し、うつ病とその背後にあるパーソナリティーの問題を標的として、認知行動療法を始めることにして、専門家の予約を取ったが、予約が一杯で、4ヵ月後から開始することになった。

退院後、最初の外来の時は、「そわそわしてじっとしていられず、得体の知れない不安感がある」と訴えた。入院中に、物を投げるなどの興奮や不眠に対して処方されていた抗精神病薬によるアカシジア（静座不能とも呼ばれる症状）と考え、抗不安薬（リボトリール）を併用したところ、改善した。

入院中に強迫的なパーソナリティーの特徴が判明したこともあって、不安障害の併存に関して詳しく聴いたところ、夫との諍《いさか》いを機に過呼吸となった後にも、突然動悸がして、息苦しくなる発作が何の前触れもなく起きたことがわかった。

初回の発作は、「過呼吸症候群（DSM診断では転換性障害に含まれる）」と考えられるものであったが、その後2回ほど繰り返された発作は、「パニック発作」と言えるものであり、その後、またなるのでは、という予期不安や、外で発作が起きたらどうしよう、という空間恐怖を伴っていることから、「パニック障害が併存」していると考えた。

夫との対人関係によって過敏に反応するという特徴、過食を伴っていたこと、出来事に反応して気分が改善する場合もあったことなど、非定型の特徴の基準を満たしていると考えられた上、受診当初と異なり、夫とのやりとりでは他罰的なところも目立つなど、メランコリー型の特徴も失われていると考えられたため、「非定型の特徴を伴うもの」と診断を変更した。不安障害の合併、パーソナリティーの特徴、発達早期における親との関係なども、「非定型うつ病」であれば納得できると考えられた。

そこで、メランコリー型を前提とした、三環系抗うつ薬を中心とした治療は中止し、SSR

ー（ルボックス50㎎）および抗不安薬（リボトリール）を中心とした処方に変更した。

夫は、しばらく佐藤さんと距離をおき、接する時間を減らすようにしていた。

その後数ヵ月、うつ状態が続いた後、社会生活ができるレベルではないものの、最低限の家事ができる程度には回復してきた。ところが、佐藤さんの調子が回復してきたということで、夫がしだいに元の生活に戻るにつれて、再び衝動的に物に当たったり、「薬を飲んじゃおうか」という大量服薬をほのめかすような発言をしたりした。また、人生の空虚さをしきりに訴えるようになった。また、「友達に会ったがその時のことを全く覚えていない」「手がびりびりしびれる」などと訴えることもあった。

「強迫性」や「境界性」の要素を持つパーソナリティーの問題を基盤にして、解離症状、転換症状を含む、多彩な神経症的な症状が出現していると考え、「何かあると身体や心に出るという問題に対処していきましょう」と説明し、処方は大きく変えず、夫とのつきあい方に焦点を当てた面接を行い、「少しでも病気と関係ない生活を豊かにしていきましょう」という目標を立てて、気長に精神療法的対応をしていくこととした。

こうした対応でも、状態は変わらず、「何もする気が起きない」「何もかもが嫌」「笑っている人を見ただけでもいらいらする」などと訴え、ちょっとしたことで夫と口論になり、カッとなって薬を捨ててしまったり、夫に当たったりすることが続いた。こうした状態のため、認知行動療法も全く進まず、担当心理士からも、入院を勧められた。

このような状態で2回目の入院となり、1ヵ月ほど入院した。抗うつ薬（アモキサン200㎎）、抗精神病薬（ジプレキサ5㎎、ルーラン4㎎）などを処方され、徐々に落ち着いて退院となった。

退院時は、またそわそわして落ち着かず不安な状態であり、アカシジアと考え、抗精神病薬を中止し、抗不安薬で対処した。

退院時は、うつ状態は改善しているように見えたが、その後またうつ状態となり、「楽しいことは何もない」「興味もわかない」「食欲が出ない」「何も考えられない」「一日中いらいらして、何もできない」という状態となった。この頃には、既に初診から2年が経過していた。

いらいらして果物ナイフを持ち出すということがあり、こうした衝動性に対して、バルプロ酸を処方した。その後、こうした暴力は減ったものの、今度はいらいらして手首自傷を繰り返すようになった。こうした状態のため、認知行動療法は中止となった。抗うつ薬は、トレドミンに変薬したが、改善しなかった。

非定型うつ病であることやパーソナリティーの特徴があることなどはさておいても、心理療法にすら軌道に乗らないほど重いうつ状態では、やはりまずうつ病に対する治療に焦点を当てるほかないと考え直し、うつ病の治療アルゴリズムに戻り、三環系抗うつ薬＋リチウム、あるいは電気けいれん療法（ECT）へと進むしかないと考え、本人および家族と相談した。だが、入院してECTを行うことについては、同意が得られず、まずはリチウムと三環系抗うつ薬の併用療法を開始することにした。

その結果、1週間ほどで、急に改善傾向が見られた。

その1週間後の診察では、この2年以上もの間、一度も見たことのない満面の笑みで現れ、「この1週ずっと良い感じが続いていて、この3日はほとんど寝ていない」と述べた。「どんどん考えが浮かんできて、楽しくて仕方がない」と多弁に語った。爽快で高ぶった気分で、寝ている夫にも話しかけてしまったり、テレビに向かってもついついしゃべったりしてしまう、という状態であった。

次々と友人に電話して会い、友人からも、「何でそんなに元気いいの？」と言われ、夫の話でも「元々の彼女よりもはるかによくしゃべる」とのことであった。

「双極II型障害」に診断を変更し、三環系抗うつ薬を中止したが、その後、軽躁状態は、2週間ほど続いた。改善後の表情は、この2年ほとんど見たことのないすっきりした表情で、まるで霧が晴れたかのようであった。

その後は、リーマス400㎎、デパケン800㎎という、気分安定薬のみの治療とし、時に軽躁状態が見られるものの、ほぼ安定している。

治療の迷走

このように「誤診」を繰り返し、治療が迷走してしまったことについては、患者さんに申し訳なく、誠に忸怩《じくじ》たる思いである。精神科医療はこんな程度か、とお怒りになる方もおられるに違いない。また、筆者の医師としての技量を疑う方もいらっしゃると思う。

しかし、ぜひ、精神科の診療は一般にこんなレベルだ、とは思わないでいただきたい。症例1のような典型的メランコリー型うつ病の場合、あるいは、典型的な統合失調症や双極I型障害の場合であれば、こんなふうに、医師の間で判断が分かれたり、診断が何度も変更されたりすることなく、一定の診断、治療が行えていることは、ぜひ強調しておきたい。しかしながら、典型例とは言えないケースが、どうしても出てくるし、うつ病の場合は、典型例とは言えないケースの方が、むしろ多いのである。

このケースは、今なら、抗うつ薬による、いわゆる『アクティベーションシンドローム』(抗うつ薬によって悪化を起こす状態のこと。詳しくは、このあとで説明する)を考えて、抗うつ薬を早期に中止すべきケースだったのではないか、など、悔やむところもあるが、なぜもっと早く「双極II型障害」を疑わなかったのか、と言われても、答えに窮してしまう。なぜなら、この人の場合、発症年齢が若いことの他には、双極性を疑わせる徴候は、全く見あたらなかったのである。

当初は、DSM診断基準で、「大うつ病、反復性、メランコリー型」と診断した。制止（動きや考えがゆっくりになってしまうこと）が強いことや、自分を責める、特徴的な抑うつ気分などが、この診断に合致したためである。元来のまじめで几帳面な性格も、これに合致すると考えられた。

ところが、重症化して入院した際の行動観察から、強迫的なところがあることがわかり、強迫性障害とまでは診断されないにしても、強迫性パーソナリティー傾向があると診断された。「内因性うつ病」の病前性格の特徴も、強迫性が含まれていることから、これ自体は前の診断に大きく矛盾することはないだろう。

しかし、入院中、ふだんは制止が強いうつ病に見えても、夫が面会に来た際には、攻撃的な様子を見せ、他罰的な言動が見られ、そのうち、手首の自傷が見られたことなどもあって、不安定なパーソナリティーを基盤として、対人関係の過敏性を伴う特徴などから、「非定型うつ病」と診断変更された。このように診断してみると、以前のむちゃ食いのエピソードや、生育歴の中で、両親の離婚など、不遇な環境で育ったことも、この診断に一致していると思われた。

こうして治療をしていくうちに、治療薬の変更をきっかけとして、突然軽躁状態が現れ、軽躁状態が治ってみると、それまでのうつ病はすっかり治っていた。リチウム投与をきっかけとして躁転したように見えるのが、少々不思議なケースであるが、むしろ、同時に開始した三環系抗うつ薬投与がきっかけとなったかも知れない。

現在の診断基準では、「物質誘発性気分障害」と診断されることもあり得るが、抗うつ薬中止後も2週間ほど続いたことや、その後、抗うつ薬を服用していない時にも軽躁状態が現れたことなどから、診断は「双極II型障害」と考えた。

この診断に変更してみると、双極II型障害で不安障害の合併が多いとされていること、発症年齢が早いことなどは、双極性障害の特徴に合致していると考えられた。


賦活症候群(アクティベーションシンドローム)

また、経過中、物を壊す、夫に殴りかかりそうになるなど、攻撃性が高まり、自分でもこのままでは何をするかわからない、と怖くなったというエピソードがあった。こうしたエピソードは、「賦活症候群(アクティベーションシンドローム)」と呼ばれる、抗うつ薬による悪化の可能性も考えられる。

アクティベーションシンドロームとは、二〇〇四年のＦＤＡ(アメリカで薬を承認している機関)の勧告で、「抗うつ薬により悪化する事例」の記述に用いられた言葉である。

ＦＤＡは、その特徴として、不安、焦燥、パニック発作、不眠、易刺激性、敵意、攻撃性、衝動性、アカシジア、軽躁状態、躁状態を挙げている。

実は、この件に関する本格的な論文はほとんどなく、現在でも、厳密な定義も診断基準もない。そのため、科学的なデータと言えるものがほとんどない。

にもかかわらず、「抗うつ薬で殺人念慮」などと、センセーショナルに報道されてしまったため、[*32]特にＳＳＲＩを服用中の方の中には、不安に思っている方も少なくないかも知れない。

最近、東京女子医大の原田豪人博士らが、７２９名における初めての本格的な調査を報告した。[*33]これによると、このアクティベーションシンドロームは、センセーショナルに報道されている内容とは異なり、ＳＳＲＩに限られたものではなく、旧来使われている三環系抗うつ薬でも見られた。

そしてさまざまな背景因子の中では、唯一、パーソナリティー障害だけが、アクティベーションシンドロームと関連していた。

しかしこの報告では、双極性障害の患者さんがほとんど含まれていないため、双極性障害の影響については調べられていなかった。

うつ病の患者さん（3・8％）に比べ、双極性障害の患者さん（29・4％）では、抗うつ薬服用後に躁転する確率が高い、ということはよく知られている。[*34]ＦＤＡが、アクティベーションシンドロームに「躁転」を含めるのであれば、当然、双極性障害もアクティベーションシンドロームの危険因子であるということになる。

この佐藤さんのケースでは、三環系抗うつ薬服用中に、最初のアクティベーションシンドロームの状態が出現し、その後SSRI服用中にも出現している。そして、三環系抗うつ薬を服用中に、軽躁状態が出現している。

従って、アクティベーションシンドロームと言える状態があったとしても、これはSSRIだけでなく、古いタイプの抗うつ薬でも生じている。古いタイプの抗うつ薬でも、こうした症状が誘発されうることについては、ごく最近、添付文書（薬の説明文書）に書き加えられたばかりである。いずれにせよ、こうした症状は、単なる薬の副作用というよりも、むしろなかなか診断がつかなかった双極性障害の素因が関係していると考えた方がよいのかも知れない。単純に抗うつ薬による副作用と決めつけることはできない。

問題は、現在大うつ病と診断される人の中にも、抗うつ薬を飲むと悪化してしまう、潜在的な双極性障害の人が含まれているのに、事前には診断できないということなのである。

また、うつ状態の人に抗うつ薬を処方する時、最初に旧来の三環系抗うつ薬ではなく、SSRIを選ぶのは、金儲けのためだという極論もあるようだが、これは間違いである。

確かに、旧来の三環系抗うつ薬に比べると、SSRIの薬価は5倍から10倍である。

しかし三環系でなくこちらを選ぶ理由が金儲けだと言う人は、これらの古いタイプの抗うつ薬の副作用を知っているのだろうか。一度、必要量の三環系抗うつ薬がどれだけ副作用が強いか、体験していただいたらよいと思う。目の焦点がぼやけ、尿が出なくなり、ふらつき、口は渇き、といった、事前に聞いていなければいったい何が起きてしまったのかと思うような副作用が、半数以上の方に現れるのである。

もちろん、SSRIにも、吐き気などの副作用はあるが、こうした古い抗うつ薬に比較すれば格段に軽い。副作用を全て説明して、吐き気だけは嫌です、排尿困難や口の渇きの方がましです、と仰る方に、最初に三環系抗うつ薬を処方することもあるが、これはやはり例外的であろう。

また、潜在的な双極性障害の方における、躁転の問題に関しては、SSRIよりも三環系の方が躁転の危険性があることは、データにより示されている。現状では、うつ病と診断されている人の中に、双極性障害の人が含まれているので、その危険を避けるためにも、医師は旧来の三環系抗うつ薬よりSSRIを処方するのである。

SSRIは、三環系抗うつ薬の重い副作用を取り除くために、効果に関係すると考えられる「セロトニン」への作用を持ちながら、副作用の元凶となっていて、作用には貢献しない、「アセチルコリン」などへの作用を持たない薬として開発されたものである。その結果、躁転を引き起こす作用もなくなったために、躁転の危険が減るという利点もあった。

このように、少しでも副作用を減らそうとして長年の研究により開発されたSSRIを、まるで悪者のように扱うばかりでは、現場の医師がさまざまなリスクを恐れてしまって、本当にSSRIが必要な患者さんが、SSRIを処方してもらえなくなるようなことも起きかねない。

仮に、医師が、まず三環系の古いタイプの抗うつ薬を処方するようになれば、今よりずっと多くの人が、重い副作用に苦しむだろう。また、潜在的な双極性障害のうつ状態の人を、躁転の危険にさらすことにもなってしまう。

現状では、向精神病薬はどれも副作用が強く、精神科の治療は、副作用との戦いである。

しかし、三環系抗うつ薬や抗精神病薬などの、精神疾患に有効な薬物療法が登場した一九五〇年代以前に、精神疾患がいかに強い偏見にさらされていたか、また精神疾患に対して用いられていた、インシュリンショック療法、マラリア療法、前頭葉白質切截術（いわゆるロボトミー）などが、いかに侵襲的なものであったか、今一度思い出していただきたい。

そんな時代に戻ることはできない。使える薬は限られており、完全でもない。しかし、その手持ちの武器で病気と闘いながら、前に進むしかないのである。

SSRIが最終兵器などとは、誰も思っていない。しかし、現状のうつ病診療では、まずSSRIから始めるというのが、（不完全ではあっても）やはり最善の方法なのである。

もちろん、うつ病の人の中には、抗うつ薬によって症状が悪化するアクティベーションシンドロームを呈する人が一定程度含まれており、厳重な注意が必要なこと、突然の中止により中止後発現症状と呼ばれる症状（不安、焦燥、めまい、手足がビリビリする感じなど）が現れる可能性があることなどは、今以上に周知徹底されなければならない。

そして、治療のために服用した薬で逆に悪化してしまった、という段階を踏まなければ診断できないという現状を打破するために、うつ病患者さんの中に少なからず存在する潜在的な双極性障害の人を事前に診断できるような方法を、研究・開発しなければならないのである。

難しいうつ病診療

日本精神神経学会の専門医資格を持つはずの筆者の臨床能力が疑われることを覚悟しつつ、あえて、なかなか診断のつかなかったケースを提示したわけであるが、これは決して特殊なケースではないと思う。

日常の、精神科の診療では、絵に描いたような典型的なケースの方がむしろ少ないと言うべきだろう。

人生の全てを聞くことは不可能だし、得られた情報はどうしても完全ではない。新たな情報が加わることによって、診断が変わるということは、起こり得る。

さらに、精神状態が変化してくれば、それに応じて診断を変更していくことになる。このような場合は、最初の診断が誤診で、後の診断が正しいとも言い切れない。むしろ、状態が変わってきたのに、最初の診断に固執することの方が、良くないと言うべきであろう。

これまで述べてきたように、うつ病の亜型分類は、理論的にはわかりやすく、なるほどと思えるものである。

ところが、それを実際に診断しようとすると、このケースに見るように、とたんに、難しいものとなり、医師によっても判断がわかれてしまう結果となってしまうのである。

現状では、この亜型分類は、「患者さんの症状を聞くことによって確実に分類できるような診断分類」というよりも、むしろ、その医師がもつ、「その患者さんをどのように見立てて治療していくか、という治療のための仮説」と言ってもよいかも知れない。科学における仮説―検証のプロセスと同様、最初に立てた仮説でうまくいかなければ、別の仮説に基づいて治療を進める、ということになる。

確実な診断と、それに基づく治療を求めて受診される患者さんにとっては、こうした試行錯誤的な治療は、納得の行くものではないだろうが、もちろん、精神科医も、試行錯誤にならざるを得ない治療に満足しているわけではない。しかし、適切な診断と治療を期待している患者さんと、精神科医療の現状には、残念ながら、ギャップがあると言わざるを得ない。

本症例で見られるように、同じ患者さんでも、状態によって、非定型の特徴を示したり、メランコリー型の特徴を示したりする。そして、同じ患者さんの同じ症状に対しても、複数の見方が存在する。

同じ患者さんに対して、パーソナリティーの障害を基盤として、神経症的なメカニズムでさまざまな精神症状が出現する、と考えることもできるし、うつ病の治療中に賦活症候群が起きたと考えることもできる。そしてまた、双極性障害を基盤として、不安障害やパーソナリティー障害を合併していると考えることもできる。実際はその他にも、さまざまな見方をする医師（たとえば混合状態という見方など）がいることだろう。

これらの考え方のうち、どれが正しいのかを確認するには、実際に、脳の中で何が起きているのか、それを、誰が見ても疑いのないように、検査などで客観的に確認する方法を、研究して、作り出していくことが必要だ。

真実の見えにくい精神科で、精神科医の技量を高める方法はあるのか

このように、精神科の診療では、順調に治療が進まない場合、現在のところ、「病気の原因について、仮説を立て、それに基づいた治療を行い、その治療効果を見ながら、仮説を再検討し、治療を修正する」ということを繰り返し進めていく。しかし病気が良くなるまでの間、こうして試行錯誤を繰り返さなければならないことは、患者さんにとって大変な負担である。

そんな中で、患者さんの期待に応えられるように、精神科医の技量を高めていく方法はある

のだろうか。

筆者が研修を始めた当時、初診カルテの1枚目に、「今後の見通し」という項目があった。指導医の先生に、ここには何を書くのでしょうか、と伺ったところ、「初診時に、自らの診断に基づいて、将来の経過を予測しておき、これが合っていたかどうかによって、自らの診断の技量を磨くのだ」と教わり、なるほどと思ったものである。

もう一つは、他の医師と一致した診断ができるかどうかである。大学病院におけるカンファレンスや回診は、患者さんにとっては大きな負担ではあるかも知れないが、こうした役割も持っているのである。

内科医の場合は、CPC（臨床病理検討会）というものがある。亡くなられた患者さんの、生前の臨床診断とその根拠を、内科医が発表し、病理解剖所見を病理医が報告し、その違いの有無とその原因を検討することにより、生前の診断が誤った原因を明らかにし、今後の糧とする、という有意義な会である。

以前、こうした検討会に参加した時、「この患者さんは90歳で亡くなりましたが、脳の委縮や血管病変が全くなくて、とてもきれいな脳です」という病理の先生の言葉に、「なるほど、確かにこの患者さんは本当にしっかりされていました」などと、主治医が応対していた。

「ああ、こうやって医師としての技量を高めていくのが本来の姿なのだ」、と思いながら、精神科でも、自分の診断が正しかったかどうか、こうしてフィードバックしていく方法はないのだろうか、ともどかしく思ったのであった。

ただし、この病理解剖も、最近はどんどん少なくなっているという。[*35]

その理由の一つはおそらく、医療訴訟の頻発だという。病理解剖は、主治医がご遺族にお願いするものである。病理解剖は、死因を究明することにより、医学の進歩や、医師の技量の向上につながる重要なものである。しかし、その意義が十分理解されていない場合には、一歩間違えると、「死因を究明したいということは、何かミスでもあったのか」などと疑われてしまう。それが訴訟にでも発展してしまったら……などと考えてしまうと、なかなかお願いできない、ということらしい。しかし、そのことによって、病理解剖が減り、医師の技量を高める機会が失われ、そしてますます信頼できる医療を実現することが難しくなるという、悪循環に陥ってしまうのは、双方にとって不幸なことではないだろうか。

けれども、病理解剖によって、真実を確認できる内科医はまだよい。

精神科の場合、双極性障害か、うつ病か、パーソナリティー障害か、脳を見て病理学的に判断するだけの材料は、まだ揃っていない。

真実は、今後の研究に委ねられているのだ。

DSM-5

さて、以前使われていた「DSM-Ⅳ-TR」の改訂版、「DSM-5」は、二〇一三年に発表された。

治療反応が異なることがわかってきた「メランコリーうつ病」と「非定型うつ病」が、別の診断として独立し、その後の研究によって提案された「双極スペクトラム」といった新しい亜型が、改訂版に収載されることはなかった。

それどころか、実際には逆に、DSM-5に向けて、「精神病を脱構築する（Deconstructing Psychosis）」[*36]、すなわち、「統合失調症」「精神病症状（幻聴や妄想）を伴う双極性障害」「精神病症状を伴ううつ病」といった分類を取っ払ってしまおうという構想が発表されていた。

また、現在のように、一人の患者さんに対して、一つの診断名が与えられる「カテゴリー診断」の代わりに、その患者さんが各々の疾患の要素をどれだけ持っているかという、「ディメンション診断」を導入しようという驚くべき構想も発表されていた。[*37]

これらはいずれも、「診断」そのものをやめてしまおうという、破壊的な方向であったように思えてならない。

精神疾患の分類と遺伝学

実は、100年前にも、こうした「単一精神病論」というのが存在していた。

そんな昔の考えが、科学の進んだ現代に復活するとはいったいどういうことか、といぶかしく思う方も多いことだろう。しかし、あながち荒唐無稽な考えでもないのである。「統合失調症」と「双極性障害」の基盤には、遺伝的な共通性があるのではないか、という指摘は以前からあった。

その根拠は、ゲノムのどこに原因遺伝子があるかを調べる「遺伝子連鎖解析」において、「共通の部分(たとえば一番染色体、一八番染色体など)に関連遺伝子がありそうなこと」「同じ遺伝子との関連が両方の病気で報告されていること」などである。

しかし、そもそもこれらの研究の結果自体が一致していないため、この考え方には疑問もあった。

ところが、この統合失調症と双極性障害の遺伝的共通性を裏付ける、過去最大の統合失調症と双極性障害の家族研究が、二〇〇九年、『ランセット』(イギリスの権威ある臨床医学の学術誌)に掲載された[*38]。

これは、スウェーデンの全ての子供と両親のデータベース、およびスウェーデンの全国立病院にこの30年間に入院したことのある全患者のデータベースを、連結させて行われ、統合失調症患者3万5000人、双極性障害患者4万人を対象とした研究である。

この過去最大の家族研究によれば、「統合失調症」は、統合失調症患者の家族および双極性障害患者の家族に多く見られ、「双極性障害」も、双極性障害患者の家族だけでなく、統合失調症患者の家族にも多く見られた。この研究によって、両疾患に共通の遺伝的素因が存在することが確実になったのである。一見乱暴な「精神病脱構築」案ではあるが、こうした研究成果は、それを支持していると言えなくもない。

「コピー数変動」という大発見

もう一つ、分子レベルでの遺伝子研究の結果も見てみよう。
二〇〇四年に、「ゲノムの中には、遺伝子一個全体がなくなったり、増えたりするほどの大きな違いが、誰にでもある」という、ゲノム研究領域では、何十年に一度というべき大発見がなされた。[*39] これは「コピー数変動（CNV）」と呼ばれている。
この発見を受けて、数千人の統合失調症患者で、コピー数変動が調べられた結果、一番染色体および一五番染色体に、数百万塩基対にわたる大きな領域が欠損した異常が、健常者よりも多く見つかった。[*40][*41]
これらの異常を持っている人は、患者の1％以下とごくまれではあるが、この変異を持っていると10倍程度発症しやすくなると考えられ、これまでに報告された統合失調症に関連する遺伝子変異の中でも、最も大きな影響を与えるものと考えられた。

しかしながら、その後、これらと同じ異常は、てんかん、精神遅滞、自閉症、注意欠陥多動障害など、さまざまな病気の人で見つかった。つまり、ゲノムの異常と精神症状は一対一対応するものではないことがわかったのである。

こうしたゲノムの異常の種類によって病気を分類すると、現在の診断分類とは全く対応しなくなってしまうことになり、診断分類をすべてやめようという「精神病脱構築」案、「単一精神病論」とさして変わらぬ結果となってしまう。

それでは、今までの診断は、全く意味がなかったのだろうか？

無論、そんなことはあり得ない。

「てんかん」と「統合失調症」では、治療も対応も異なる。「統合失調症」と「双極性障害」も、それぞれ治療薬も対処も異なる。

精神疾患は遺伝病ではない。遺伝子変異は、脳の変化を引き起こし、精神疾患を発症する危険を高めるかもしれないが、その遺伝子の変異を持っていても、必ず発症するとは限らない。発症した人も、発症までの間、何の異常もなかったのである。

つまり遺伝子で疾患を定義することは、臨床的には有用ではないというべきであろう。

同じ遺伝子変異が、別の疾患の危険因子にもなるからといって、治療法も対処法も異なる疾患を、一つのものとして扱ってしまおうというのはあまりに乱暴である。前述のような「脱構築」案も、治療の役に立つとはとうてい考えがたい。

「病変」はどこだ

うつ病のより良い診療を実現するために、うつ病をより細かく分類しようとしても、それを裏打ちするような客観的な診断法がなくては限界がある。まずこの事実を認めねばならない。

本来、医学においては、身体の臓器の病理学的変化に応じて疾患概念を構築し、これに対して診断、治療を行うことが基本である。

他の医学領域も、こうした変遷をたどってきた。

たとえば、腎炎においては、以前は、蛋白尿などの症状によって診断するしかなかった。しかし、同じ腎炎でも、腎臓を顕微鏡で見ると、さまざまなタイプ（ＩｇＡ腎症、膜性腎症、膜性増殖性糸球体腎炎など）があることがわかり、必要であれば、針で腎臓の一部を取って診断が行われるようになった。

ところが、精神疾患の疾患概念においては、病理学に基づいた分類は、いまだ実現していない。同じような症状を呈する人たちを、とりあえず同じ疾患として分類しているが、その原因が同じかどうかはわからないのである。

以前、『レナードの朝』という映画があった。研究者であった神経内科医が病院に赴任してみると、どの患者も、カルテには「デメンチア（認知症）」と書いてあるばかり。ところが、こうした患者の中には、一見全く動かないように見えても、ボールが飛んでくると、反射的にサッと受け取れるような人がいる。一見、全く精神活動が失われているように見えたこうした患者が、実は嗜眠性脳炎による、重度のパーキンソン様症状によるものであることを見抜いた主人公が、抗パーキンソン薬治療を試みると、全く動かなかった患者が突然起きだして……という話である。

いま、精神科病院の病棟を訪れると、大多数の患者さんが「統合失調症」と診断されている。そして、メンタルクリニックでは、多くの患者さんが「うつ病」と診断されている。『レナードの朝』の中の「何でもデメンチア」という、当時の神経内科の病棟が、現代とだぶって見えてきてしまうのである。

同じように統合失調症、うつ病と診断されている人でも、本当は、その原因は多様なはずである。脳の病変に基づく分類を目指さねばならない。

では、どのように病変を解明すればよいのか。

遺伝学の成果は、遺伝子と精神疾患の分類が、一対一対応しないことを示していた。そのため、遺伝子によって精神疾患を分類しようとしたら、現在の分類とかけ離れたものになってしまい、役に立たない。では、生物学的な根拠による精神疾患の分類は不可能なのだろうか？

先述の「コピー数変動」は、遺伝的危険因子ではあるが、てんかんや精神遅滞、そして統合失調症に共通の危険因子であり、病気とは直接対応していない。ということは、「コピー数変動」に加え、いくつかの危険因子が重なって、最終的に、脳に何らかの変化が生じることが、てんかんや精神遅滞、そして統合失調症を引き起こしているはずだ。

従って、この「コピー数変動などの遺伝子の異常によって、脳がどのように変化したのか」、それを調べれば、疾患ごとの違いが見つかるはずである。それこそ、現在の精神疾患の原因解明の最先端なのである。

疾患をもたらす脳の変化、すなわち「病変」。この病変によって、疾患が定義され、脳の病変を客観的な診断法により調べることができれば、現在のようなうつ病概念の混乱はなくなり、「単なる心の悩み」なのか、「脳病変を伴う疾患」なのか、「薬の副作用」なのか、といったことなどが、全て明確に区別できるようになり、精神科医の間の診断のばらつきもなくなるだろう。

そして、脳の病変により分類された疾患ごとに、特異的な治療法の開発が可能となり、現在のような対症療法ではなく、もっと有効性が高く、速効性のある根本的治療法が開発されるだろう。

そうなれば、現在、多くの患者さんが持っている精神科医療への不信感や不満は、一気に解決されるはずだ。

次章以降、現代の脳科学でうつ病の解明が可能なことを、検証する。

第三章 脳科学の到達点

脳の基礎知識

うつ病の脳科学について検討する前に、脳に関する基礎知識と、最近の脳科学の進歩をごく簡単にまとめておこう。

主としてうつ病について関心のある方、あるいは、脳についての基本的知識を既にお持ちの方は、本章をスキップして、第四章に進んでいただきたい。

なお、本章では、明解に書くために、例外をあえて無視して書くことにさせていただいた。すなわち、極端に言えば、間違いが含まれていると言ってもよい。

科学者の言うことはわかりにくいとよく言われる。正確に書こうとすればするほど、例外の存在を丁寧に書く必要があるし、何一つ断言できなくなる。

なぜそんなに例外にこだわるかというと、それが科学者の関心事だからである。

科学とは、自然界に潜む基本原則を明らかにする仕事である。そして、その中の例外を発見する仕事が、新たな基本原則の発見につながる。

たとえば、人の細胞は、同じゲノムを持っていると、中学校などでも教わっているが、これは間違いである。ノーベル賞受賞対象となった「リンパ球でゲノムＤＮＡの再編成が起き、これが抗体の多様性を生んでいる」という、利根川進博士の世紀の大発見は、「個体の細胞は、全て同じゲノムを持つ」という、まさか例外があるとは誰も思わなかった一般原則に対する、大いなる例外である。

例外が大発見につながるからこそ、科学者は例外にこだわる。そして、例外の存在を省いて原則のみを書くことによって、多くの重要な知見を無視することになってしまう。そのため、科学者は何事も断言しない。

しかしながら、本章では、一般の人にわかりやすく読んでいただくために、あえて原則のみを書いてみたいと思う。より正確な真実は、本格的な教科書を参照していただきたい。[*42]

脳の基本原則として、以下のポイントについて説明しよう。

1 脳は「心」という働きを生み出す臓器である
2 脳はさまざまな細胞からできている
3 神経細胞には突起がある
4 神経細胞は興奮する
5 脳は場所によって働きが違う
6 神経細胞の隙間であるシナプスでは神経伝達物質が働く
7 脳は変化する

1．脳は「心」という働きを生み出す臓器である

脳は臓器の一つとして、脳以外の身体により支えられている。肺を通して取り入れられた酸素、消化管から取り入れられた水、糖、アミノ酸、脂質、微量元素、ビタミン。これらを脳に届ける心臓と血管。

これらすべてが脳を支えている。そして脳の入出力としては、脳から直接、あるいは脊髄を経て全身に分布する、末梢神経がある。これには、感覚器官からの入力にかかわる知覚神経、筋肉を動かす運動神経、そして他の臓器を制御する自律神経がある。

さらに、脳は、直接血管内に物質（ホルモン）を送り込み、内分泌器官をはじめ、全身の制御を行う。

また逆に、脳は内分泌器官からのホルモンの影響を受ける。

このように、脳は身体の一部として物質の供給を受けるとともに、物質レベルの出力を行う臓器でもある。

脳という臓器の働きは、外界および自己の身体の状況を認知し、その認知に基づき行動を制御することである。

たとえば、外敵の存在を察知し、逃げる。空腹であることを感知し、食料を探索し、獲得する。

このように、認知に基づいて判断し、行動するという働きが、脳の根元的な機能である。

それでは、「心」とは何か。

入来篤史博士によれば、[*43] ヒトの祖先が道具の使用を始めた時、自分の身体が道具と同様の事物として客体化され、それを動かす主体を想定せざるを得なくなり、その仮想的な主体につけられた名称が「心」であるという。

この作用は脳の中で生まれたものであり、心も、脳の機能の一つである。

脳と心は別のものか、同じものか、という議論があるが、これは意味がない。「時計」と「時間」は別のものか、という問いと同じである。時計という物体の機能が、時間を刻むことなのであり、物体と機能が同じものかと議論することには意味がない。

2. 脳はさまざまな細胞からできている

脳に限らず、人体は細胞からできている。

ヒトの脳が何個の細胞からできているか。——よく聞かれるし、実際本に書かれていることもある。しかし、これは脳のごく一部で細胞を数え、ほかの部分も同じような細胞数だとしたら、と考えて計算したものである。初詣の人出の計算法と同じで、決して正確なものではない。

脳の中で、情報のやり取りをしている主な細胞は神経細胞である。そして、その神経細胞の働きを支え、調節するのがグリア細胞である。

グリア細胞には、アストロサイト、オリゴデンドロサイト、ミクログリアなどが含まれる。その他、血管の細胞もあるし、脳室上衣細胞や、脈絡叢など、さまざまな細胞がある。

がんの研究では、がんの組織をすりつぶして調べる方法がとられる。なぜこういう方法が使えるかというと、がんとは、単一の細胞が異常に増えたものなので、基本的にはすべての細胞が同じだと考えてよいからである。

しかし、脳は、多数の、異なった特徴を持つ細胞の集合体である。脳をすりつぶして物質を測ることによってわかることもあるが、失われる情報も多い。素晴らしいフランス料理のオードブルからメイン、デザートまでを、全てミキサーにかけて味を見るようなものである。注意しないと、脳の生化学は、そういうことになりかねない。

3. 神経細胞には突起がある

神経細胞は、情報を伝えるために、長い突起を持っている。最も長い神経細胞は、大脳運動皮質から脊髄まで、1メートルもの長い突起を送っている。

突起には、「出力」をする1本の軸索と、「入力」に関わる多数の樹状突起がある。出力する軸索の周りには、それを取り巻く細胞（オリゴデンドログリア）があり、神経伝達の速度を速めている。

入力する樹状突起には、他の細胞の軸索からの入力を受ける、多数の小さな突起（スパイン）がある。

4. 神経細胞は興奮する

神経細胞は、電気的信号を伝える。

電線では、金属の中を流れるマイナスの電荷を帯びた電子の移動によって、電気が流れる。しかし、神経細胞の電気は、電子の移動によって流れるのではない。プラスの電荷を帯びた、ナトリウムやカリウムなどのイオンの移動によって、電気が流れる。

これらのイオンの移動により電気を流すために、細胞の中と外には、ナトリウムやカリウムの濃度差による電位差が作られている。

ナトリウムやカリウムが、膜内外を通過できるようにするトンネルのような分子（チャネル）があるのだが、ここが開くと、この電位差がいったん失われる。これを脱分極とよぶ。細胞が脱分極して、元に戻るプロセスを「興奮」と呼ぶ。「どこにある神経細胞が、どのような頻度とタイミングで興奮するか」。それが情報として意味を持つ。

多くの神経細胞ではない細胞は、興奮しないが、神経細胞は、常にエネルギーを使って、ナトリウムイオンを細胞外にくみ出し、いつでも興奮できるように準備している。脳は全身のエネルギーの30％位を消費するといわれるが、その多くは、ナトリウムイオンのくみ出しに使われているのである。

5. 脳は場所によって働きが違う

肝臓であれば、半分切除したら肝機能は半分になる。

しかし、脳の場合は、半分切除したら脳機能が半分、という話にはならない。同じような細胞に見えても、場所によって全く働きが異なるからである。

脳は、大脳、小脳、脳幹から構成され、脳幹から脊髄が伸びている。

大脳は、前頭葉、頭頂葉、後頭葉、側頭葉に分けられる。大脳皮質の中で機能分化があることはよく知られているが、大まかに言えば、ヒトの大脳皮質は前頭葉が行動、それ以外の後ろの方が認知に関係している。

大脳の深部には、運動の制御に関係する「大脳基底核」、および睡眠、食欲、性行動などに関係する「視床下部」と、大脳に送る信号のフィルター役を果たす視床を含む「間脳」がある。

その他にも、いわゆる大脳辺縁系と呼ばれる情動に関わる部分を含め、明確な境界線を引くのが難しいさまざまな小さな脳構造がある。

小脳は運動の学習と制御に関わっているが、認知に関しても同様の働きを持つ可能性が指摘されている。

脳幹には、中脳、橋、延髄が含まれ、延髄はそのまま脊髄につながっている。脳幹は、覚醒の維持、生命維持などに関与する。

以上のように、同じ脳の中の、同じような神経細胞に見えても、神経細胞はそれぞれの場所で、異なった働きを持っている。これが神経細胞の特徴である。

脳内での神経細胞同士のつながりがどうなっているのかは、まだ完全には解明されたわけではなく、研究途上にある。

「脳の特定の部分に、神経細胞によって運ばれる物質を注射したりして、これがどこに運ばれたかによって、そのつながりを調べる」といった方法によって、脳内の神経結合がどうなっているかの解明は、今も続けられている。

6. 神経細胞の隙間であるシナプスでは神経伝達物質が働く

ゴルジ染色という特殊な染色法で脳を見ると、脳の中の神経細胞は網目状になっているように見える。

しかし、つながっているように見える細胞と細胞の間には、電子顕微鏡でないと見えないわずかな隙間がある。

この隙間をはさんで、2つの神経細胞がつながっている部分が、シナプスである。このわずかな隙間があるために、ここの部分では、電気的に信号を伝えることはできない。

この時、1つ目の神経細胞から放出された物質が、この隙間＝シナプスを跳び越えて、次の細胞に情報を伝える。これが「神経伝達物質」である。

1つ目の神経細胞の末端を「プレシナプス」と言い、神経伝達物質を受け取る側を「ポストシナプス」という。

神経伝達物質は数十種類あり、その一つ一つに、神経伝達物質を受け取り、そして次の細胞にその信号を伝える蛋白質、すなわち「受容体」がある。

そして、同じ神経伝達物質に対して、複数の受容体が存在する。

このように、神経細胞のネットワークが単なる網目でなく、途中で物質が仲介することによって、次に述べる「脳は変わる」という性質が実現している。

また、神経細胞がすべて電気的につながっているのではなく、シナプスにおいて、神経伝達物質という化学物質が関与していることが、特に重要なのである。なぜなら、心に働く薬、すなわち向精神薬（精神科領域で使う薬全体を指す）は、神経伝達物質の働きを止めたり、強めたりして、働くからである。

7. 脳は変化する

心臓は、人生の続く限り、毎日同じように血液を送り続けている。しかし、脳は昨日の脳と同じではない。毎日新たなことを経験し、経験から学習する。これは、脳が環境にあわせて変わっていくからである。

脳の変化といっても、その時間的なスケールはさまざまである。

神経細胞どうしのつながりについては、「神経細胞が続けて興奮すると、一回だけ興奮した時よりも相手の細胞の反応が大きくなる」というタイプの秒単位以下のスケールで起きる変化、「1秒に100回の高頻度の刺激が与えられると、その後数十分間、反応が大きくなる」という分単位の変化、あるいは「同様の刺激を3、4回与えると、その後3時間位反応が強いままになる」という時間単位の変化など、さまざまなレベルの現象が研究されている。

そして、脳の形態学的な変化も様々である。数分から数時間で起きる、樹状突起のスパイン（とげのような小さな突起）の形の変化から、新たな軸索がのびたり、新しく神経細胞ができたりするような、数日〜数週間単位の変化まで、さまざまなタイプの変化がある。こうした、神経細胞の活動に伴って、神経細胞の形が変わるメカニズムには、BDNF（脳由来神経栄養因子）という分子が関係している。

このように、脳が変わっていくメカニズムが、最近の脳科学研究の最大のテーマであったのだ。

最近の脳科学の進歩

それでは、最近の脳科学の進歩のうち、代表的なもの6つについて、ごくごく簡単に振り返ってみよう。

1　脳の作られ方がわかってきた
2　脳が変化するメカニズムが解明された
3　脳は同期する
4　脳と心が対応している
5　脳情報の解読が可能になりつつある
6　アルツハイマー病の克服が目前まで来ている

1. 脳の作られ方がわかってきた

最近の脳科学研究の中で、脳の発生・発達の解明は、最も実り多かった分野かも知れない。それだけに、その成果も膨大であり、全てを紹介することは不可能である。

以前は、脳幹などしかない原始的な「爬虫類脳」の外側に、だんだんと高次の脳が付け加わったのがほ乳類の脳だ、という説があった。大脳皮質が目立つヒトの脳に比べると、爬虫類には脳幹しかないと考えられたのである。

しかし、発生途中に、脳の各構造で特異的に働いている分子が多数見つかり、こうした分子を使って脳を染め分けてみると、各脳構造がうまく染め分けられるようになった。

このように染め分けてみると、脳の形を観察しただけではわからなかった、違う生物の間での脳部位の対応がわかってきた。

たとえば、魚類では、発生中に大脳皮質が内側にまくれ込んでいくほ乳類と異なり、外側に広がっていくため、ヒトでは脳深部にある海馬が、外側に露出していることがわかった。これは、普通に脳の形を見るだけではわからなかったであろう。

また、鳥類の脳は、ほ乳類の脳と形が似ているので、相同な部位が推定されていたが、こうした分子レベルの研究によって、脳部位のマップがすっかり訂正された。

こうして、「原始的な脳の外に少しずつ新たな脳が付け加わったのではなく、どの脊椎動物も基本的には同じ脳構造を持っていて、その大きさのバランスが異なるのだ」ということがわかってきたのである。

こうした脳の形の特徴がどうやってできるかも、次々と明らかになっている。受精卵から胚ができ、中胚葉、内胚葉、外胚葉と呼ばれる部分に分かれ、外胚葉の中から神経管ができ、という発生のプロセスの詳細がわかってきた。

また、神経細胞と、神経細胞の働きを支えるグリア細胞とに共通の、「幹細胞」（まだ特定の種類の細胞に分化しておらず、さまざまな細胞へと分化する能力を持っている細胞）から作られた神経細胞が、その居場所へと移動していく様子もわかってきた。

大脳皮質、すなわち人の脳を外から見たときに最も目立つ「シワ」の部分は、断面を見ると、外側から順に、6つの層構造からなっているが、移動した神経細胞は、脳の内側から順々に脳の外側（表面）に向かって配置されていくという、「インサイドアウト」パターンで完成していく。

神経細胞の中にも、遠くの神経細胞まで到達するような長い突起を持ち、他の神経細胞を興奮させるタイプの細胞と、短い突起を持ち、近くの神経細胞を抑制するタイプの細胞がある。

これらのうち、興奮性の神経細胞が、まずこうして配置された後、その隙間に抑制性の神経細胞が移動していき、間に埋まっていく。

このように、脳が作られる時には、細胞が自由に〝泳ぐ〟。この細胞の移動は、「モルフォゲン」とよばれる物質により導かれる。モルフォゲンは、細胞の表面につきだしている線毛の動きによって運ばれるらしい。[*44]

こうして、脳は、細胞が生まれ、移動することによって作られていく。

発達の中では、いったんたくさんの突起ができ、たくさんのシナプスが作られるが、その後、使われないシナプスは刈り込まれていく。

2．脳が変化するメカニズムが解明された

一九七三年の「長期増強（ＬＴＰ）」という現象の発見が、脳が変化するメカニズムに関する研究の進展の契機となった。

この「長期増強」というのは、いつも同じように反応すると思われていた神経細胞が、実はそれまでどのように刺激されてきたかという、その神経細胞の「経験」によって、刺激に対する反応が変わりうる、という現象である。

これは細胞のレベルの話ではあるが、経験によって刺激への反応が変わる、というのは、まさに人間が日々行っている「記憶」や「学習」にそっくりである。そのため、この「長期増強」が、実際に記憶や学習を行う神経回路のメカニズムになっているのではないか、ということで、大いに注目されたわけである。

この「長期増強」が最初に見つかったのは、ウサギの脳に電極を刺して、海馬に到達するような神経線維を刺激し、その神経線維がたどりついた先にある神経細胞の活動を記録する、という方法であった。

この方法では、通常、同じ刺激を与えると、いつも同じ反応が記録される。ところが、1秒に100回という強い刺激を与えると、その後、急に神経細胞の反応が強くなることが見つかったのだ。そして、この現象が「長期増強（LTP）」と名づけられた。

その後、理化学研究所脳センターの初代所長である伊藤正男博士が、その逆の現象、すなわち、ゆっくりした刺激を続けると、その後、標的の神経細胞の反応が逆に弱くなってしまうことを小脳で見いだし、これを「長期抑圧（LTD）」と名づけ、一九八二年に報告した。これもまた、運動学習に関係があるとされ、注目された。

より最近では、元の細胞と、次の細胞の興奮するタイミングによって、伝達が増強されたり、抑圧されたりする現象（spike-timing-dependent plasticity、STDP）が注目されている。[*45]

その後、こうした機能的変化だけでなく、神経細胞の軸索が伸びて新たなシナプスが作られる「シナプス発芽」も発見された。一九八五年に、御巣鷹山の飛行機事故で亡くなられた塚原仲晃博士は、このシナプス発芽の研究でよく知られていた。

神経細胞の軸索は、樹状突起上のスパインという部分（トゲのようなもの）にシナプスを作る。

このスパインに、筋肉の収縮にも関係するアクチンというタンパク質が含まれることなどから、「このスパインは、刺激で形が変化して、それがシナプスの伝達効率を変化させ、記憶・学習に関係するのではないか」という説を、DNAの構造解明でノーベル賞を受賞したフランシス・クリックが提唱した。

彼がこのような説を一九八二年に発表した時は、[*46] まさか、と思われたが、その後研究が進み、今ではスパインが刺激によって形を変えることは、常識となった。

このような神経細胞の信号伝達変化のメカニズムは、この10年の間に、さらに分子レベルで、細かく調べられ、いろいろなことがわかってきた。

こうしたメカニズムには実に多様な分子が関係するため、全て紹介することはできないが、ごく一例を挙げてみよう。

脳内で最も中心的な役割を果たしている神経伝達物質は、グルタミン酸である。

このグルタミン酸のシグナルを受け取る受容体には、大きく分けて2種類がある。

1つは、グルタミン酸が来ると、ナトリウムを細胞内に通し、細胞を興奮させる、「AMPA型受容体」である。

もしこの受容体しか存在しなければ、同じ量のグルタミン酸が受け取った時の神経細胞の反応は、いつも同じということになってしまう。

ところが、グルタミン酸の受容体には、もう1種類ある。「NMDA型受容体」である。

通常、細胞の中は、カルシウムイオンがほとんどない状態になっている。これは細胞がエネルギーを使ってくみ出しているわけである。グルタミン酸によって、NMDA型受容体が活性化すると、カルシウムイオンを通過させ、細胞内の酵素を活性化させたり、新しい遺伝子が働くようにさせたりして、次に同じグルタミン酸の刺激が来た時に、同じ刺激でも、以前より強い反応が引き起こされるように、細胞を変化させてしまうのである。

ただし、このNMDA型受容体は、ちょっとのことでは開かない。グルタミン酸の刺激が来た時、次の細胞も興奮していた時だけ、開くのである。

すなわち、前の細胞と次の細胞が同時に興奮すると、「この2つの神経細胞のつながりは重要だ！」と判断されて、NMDA型受容体によって、この2つの神経細胞のつながりがより強くなるのである。このように、NMDA型受容体は、記憶や学習に重要な働きを持つと考えられている。

カルシウムイオンによって、細胞内の酵素が活性化した結果起きる、細胞内の変化の一つの例を挙げてみよう。

NMDA型受容体からのカルシウム流入によって酵素が活性化すると、もう一つのグルタミン酸受容体である、ＡＭＰＡ型受容体に、物質的な変化（リン酸化）が起きる。するると、同じだけグルタミン酸が来ても、より強い反応が生じるようになるのだ。パチンコで、チューリップに球が入ると、チューリップが開いて、より球が入りやすくなるようなものである

これはほんの一例で、他にもさまざまなメカニズムによって、「強い刺激が続くと、同じ量の神経で伝達物質が来ても、大きな反応を示すようになる」という変化、すなわち「長期増強」が起きていることがわかった。

そして、このような変化が起きなくなるマウスが、分子生物学の技術によって作られた。その第１号が、一九九二年に利根川進博士が作成した、「カルシウムにより活性化されるリン酸化酵素（カルシウム・カルモジュリンキナーゼⅡα）を持たない遺伝子改変マウス」である。[*47]

すなわち、チューリップに球が入っても何の反応もない、面白くないパチンコ台のようなマウスである。このマウスが、学習の障害を持っていたことから、やはり、こうした変化が、記憶や学習に関係すると考えられたのである。

一方、学習によって脳が変わるという事実は、ヒトの研究でも確認されている。

大道芸の一種であるジャグリングの練習前後で脳の形をＭＲＩにより比較した研究では、ジ

ャグリング練習により、運動視にかかわる脳部位が増大し、練習をやめるとまた体積がもとに戻ることが見いだされた。[*48] このように学習によって脳の形が変化したのは、実際にどのような変化なのだろうか。

一つの可能性として、「神経細胞が増えている可能性」が最近注目されている。

「人は成人になると、神経細胞はもう生まれず、死んでいくだけだ」というのが以前の教科書的知識であった。ところが一九九八年、人の脳でも、新たに神経細胞が作られていることがわかった。[*49]

診断目的で、DNAに取り込まれる物質（ブロモデオキシウリジン）を注射された方が亡くなった後、その脳を調べ、結果、神経細胞のごく一部のDNAに、この物質が取り込まれていることがわかったのである。DNAは、どの細胞も一揃い持っていて、細胞が生き続けている限りは、新しく作る必要はない。亡くなる前に注射された物質がDNAの中に取り込まれているということは、その細胞は、注射した後に、新しく生まれた細胞だということになる。

このようにして、成人の脳でも、新しい神経細胞が作られていることがわかった。とはいえ、我々の脳内の神経細胞のほとんどは、胎生期に作られたものであり、大人になってから新たに作られた神経細胞は、数の上ではわずかと考えられる。[*50]

しかし、このわずかな新生神経細胞が、記憶や学習に役割を果たしていると考えられている。[*51]

これはまさに、今盛んに研究されているテーマである。

3. 脳は同期する

一九二四年、ドイツの精神科医ハンス・ベルガーが、初めてヒトの脳で脳波を記録した。頭皮に電極をつけることにより記録される周期的な電位変化である脳波は、手足に電極をつけて記録される心電図に比べて、4桁ほど小さい微弱な電位変化であり、当初は本当に脳に由来するのか疑われたという。

脳波の中で、最も有名なのは、「アルファ波」であろう。昔はよくアルファ波で脳力開発、などと怪しげな宣伝が行われていたが、アルファ波は、目さえつぶれば、ほとんどの人では自然に出てくる、最もふつうの脳波である。

以前、ポケモンのテレビ番組を見ていたら気分が悪くなった、という子どもが多発し、けいれん発作を起こす子どもまで出るという、大変な事件が起きた。この時放映されたシーンに、1秒に12回、すなわち12ヘルツの点滅があった。アルファ波は、まさに12ヘルツ前後である。もともと、12ヘルツ前後で同期して波を発生している脳に、同じ12ヘルツの点滅する強い光が加わって、脳が同期しすぎてしまった結果、人によっては、行きすぎて脳全体が同期してしまい、けいれん発作になってしまったのだ。けいれん発作中、普通は場所によって異なった動きをしている脳波は、脳全体で同期して、はるかに高い波となる。

その他、眠っている時などに出てくるもっと遅い波（シーター波）、あるいは脳が活動している時などに出やすい、もっと早い波（ベータ波、ガンマ波）もある。

この脳波は、てんかんの診断、睡眠覚醒状態の判断、意識障害の診断などに有用であることがわかり、臨床で広く用いられている。しかし、そもそも、なぜ脳にはこのように周期的な活動があるのか？　その肝心なことは十分わかっていなかった。

脳の神経細胞がなぜこのように周期的に活動しているのか。その解明の糸口になったのは、一九九九年のジンガーらのグループによる研究であった。[*52]

彼らは、一匹の猫に2つの物を見せ、その間、脳の2ヵ所から神経細胞の活動を記録した。記録した2ヵ所は、いずれも物を見ることに関わる脳部位（後頭葉視覚野）にあるが、視野の中の別の場所を担当している。

両方の場所で、周期的な活動が見られたが、見ている2つの物体がばらばらに動いている時は、細胞の活動の仕方は、互いにばらばらであった。

ところが、この2ヵ所の視覚野が一つの物を見ている時には、この2ヵ所の周期的な活動が、同期したのである。

このことから、大脳皮質の異なった部位での神経細胞の活動は、これらが別のタイミングで、ばらばらに活動していると〝別の物〟と認識され、同期、すなわち同じタイミングで同じように活動していると〝同じ物〟と認識されるのではないか、と考えられたのである。

この実験では、こうした周期的活動は30〜50ヘルツのガンマ帯域と呼ばれる周波数で見られることから、これは「ガンマオシレーション（γ振動）」と呼ばれている。

一方、人の脳で脳波を記録する研究でも、物を見た時に、γ帯域で脳波の同期性が高まることが見いだされた。ただし、単に見ただけで同期するわけではなく、ものを見て、それが何であるかがわかった時に、同期するのだ。

この2つの実験は、ネコに電極を刺して調べた実験と、人の脳波実験という、全く別の方法で行われたものであり、これらの間には、まだまだ隔たりがある。

しかし、こうした実験の結果を総合すると、脳において、神経細胞が同期して活動することは、脳が外界から得たさまざまな情報を結びつけて統合し、一つのものとして意識するメカニズムに関係していると考えられるようになったのである。

こうした同期現象のように、1つや2つでなく、多数の神経細胞からなる神経ネットワークの動き方を理解しようとすると、もはや実験データを見ただけで直観的に理解できるレベルではなくなってくる。こうした複雑な現象の理解に関しては、理論研究者と実験研究者の共同作業が重要になってきている。*53

4. 脳と心が対応している

これに関しては、おそらく筆者よりも読者の方がよくご存じであろう。音読、すなわち「声に出して読む」時に、脳のさまざまな部位が活動している、といったことは、いまや中学の教科書にも載っているほどである。[*54]

脳画像法が開発されるまでは、生前に脳卒中で言葉がしゃべれなくなった方の脳を亡くなってから調べてみると、脳梗塞が起きた場所に共通点が見つかることから、「この脳部位が言葉を話すことに関係しているのであろう」と推定する研究方法（損傷研究）が、主な研究手法であった。

最近では、MRI、すなわち磁場と電波を使って、脳画像を撮影する装置が全国に多数設置された。脳活動に伴って血流速度が増加し、水の信号強度が変化することを利用して、活動している脳部位を明らかにする、機能的MRI（functional MRI, fMRI）で、生きている人の脳活動の変化を安全に観察できるようになった。

fMRIを用いた多くの研究により、損傷研究で得られた所見が確認されている。

5. 脳情報の解読が可能になりつつある

少し前に、「物を見ている時の脳の賦活をfMRI測定によって調べたデータのみで、その人が見ていた映像を作ることができた」という論文[*55]が報告された。この論文は、いよいよ、脳の情報が解読できるのではないか、という印象を与え、大きな反響を呼んだ。

全身の筋肉が動かなくなってしまった人の脳に装着して、脳の指令に基づいて、身体に装着した装具を動かすといった、「ブレイン・マシン・インターフェース」も、もはや夢物語ではなくなっており、脊髄損傷により手足が動かなくなった人の脳に電極を挿入して、コンピュータのカーソルを、手足を使わずに動かす、というところまでは、既に実現している。[*56]

一方、こうした技術の進歩に伴って、脳測定により心が読まれてしまうのではないか、という不安感を持つ人も出てきた。[*57]

確かに、脳科学の研究成果が、こうした危惧を生みかねない形で紹介される場合があることは確かである。

たとえば、「ストーリーを聞いて、その登場人物に罰を与える」という課題を与え、その間の脳活動を観察してみた、という研究がある。[*58]その結果、情動に関わる脳部位である「扁桃体」の賦活が強い人ほど、強い罰を与えていたという。この研究では、「与える罰の強さは、論理でなく、感情に関係しているようだ」と推測された。自分では、理屈で罰していたつもりなのに、感情で罰していたことがばれてしまったら嫌だ、と思うのは当然であろう。

また、いくつかの単語を見せた後、「この言葉を覚えていますか」という質問に対し、「はい」と答えた時の脳活動をｆＭＲＩで調べた実験で、記憶にかかわる「海馬」の活動が見られたかどうかによって、本人の答えが正解であったかどうかがわかった、というような報告もある。[*59] 自分が信じていたことが、実は間違っていた、ということを、脳画像を見た他人に知られてしまうのは、たまらないだろう。

しかしながら、こうした研究では、研究内容に関して十分に説明して、本人が内容をよく理解して同意した時だけ、研究に参加していただくことが、学会の倫理指針でも定められており、意に反して脳画像によって心の中が他人に知られてしまう、というようなことは決してない。

そして、先ほどの罰を与える実験や、間違った記憶の実験にしても、１人だけのデータではっきりしたことを言えるだけの精度はまだない。テレビドラマ『Ｍｒ．Ｂｒａｉｎ』では、１回の測定で嘘をついているかどうかを判定するような場面が放映されて物議を醸したし、嘘をついているかどうかをｆＭＲＩ測定で判定できると主張する研究者が現れていることも確かである。[*60]

しかし、現実には、１回の測定で、その人が嘘をついているかどうかを十分な精度を持って行うことは、まだできていない。「心の中が読める」と言えるほど、確実で内容の濃い情報を得ることはできないのである。

それよりも何よりも、前述の通り、脳研究は、本人の説明と同意の上で、適切な倫理的配慮のもとに行われる。何人《なんぴと》たりとも、自己の意志に反して脳測定を強要されることはないのだ。

いずれにせよ、こうした問題を検討する、神経倫理が重要な課題となってきている。[*61]

6. アルツハイマー病の克服が目前まで来ている

脳の病気の研究も大きく進歩した。

アルツハイマー病患者さんの脳で、老人斑および神経原線維変化という特徴的な構造が見られることは、100年前に見いだされたことである。

その後、これらの構造の構成成分が、それぞれ、アミロイドβ蛋白およびリン酸化タウ蛋白であることが判明し、これらの遺伝子異常が認知症の原因となり得ることがわかった。そこで、これらの遺伝子異常を持つ遺伝子改変マウスが作成され、アルツハイマー病患者と同様の脳病変や、行動の異常が見いだされた。

現在、これらのモデルマウスを用いて、治療法の検討が進められている。「アミロイドβを作る酵素を阻害する」「アミロイドβを壊す酵素を活性化する」「アミロイドβに対するワクチンを作成して、その量を減らす」など、さまざまな方法による治療法の開発が進められている。タウ蛋白質についても、同様のアプローチでの研究が進められている。

そして既に、アミロイドβ蛋白質に対するワクチン療法の結果が報告されている。しかしながら、2つの問題がある。
1つ目は、AN-1792というワクチンの臨床試験で、6％の患者が髄膜脳炎を起こし、二〇〇二年にこの臨床試験が中止となったことである。[*62]
2つ目は、確かに、このワクチン接種後に亡くなった患者さんの脳内に全くアミロイドβは認められなくなっていたが、臨床症状は改善していなかった、ということである。[*63]
第1点の、ワクチンの危険性の可能性については、ヒトに近い霊長類のアルツハイマー病モデル動物を使うなどして、慎重に研究を積み重ねる必要がある。
第2点の治療効果に関しては、おそらく、より早期にワクチン療法を始めれば、発症が予防できると予想される。そのためには、早期診断が必要であるが、脳にたまり始めたばかりのアミロイドβを脳画像法により検出することで、早期に診断する方法の開発も進んでいる。[*64]
おそらく今後10年の間には、アルツハイマー病を早期発見し、発症を予防できるようになると期待される。

第四章　うつ病の脳科学（1）
――うつ病の危険因子と脳

前章で述べたように、脳科学の進歩により、脳と機械をつなぐ「ブレイン・マシン・インターフェース」などの実用化が目前に迫り、近い将来にアルツハイマー病の発症予防が期待されるなど、この10年の脳科学の進歩はめざましい。

それでは、この時代、うつ病の脳科学はどのようになっているであろうか？

うつ病の脳科学の研究方法

うつ病の発症には、ストレス、養育環境、遺伝子、身体要因、薬剤など、さまざまな危険因子が相互に作用しながら関係することがわかっている。そこで、これらの危険因子が脳や行動に与える影響について、動物実験で調べる研究が行われている。

次に、うつ病に対して有効とわかっている、抗うつ薬や電気けいれん療法が脳に与える影響について、動物実験で調べる研究がある。こうした薬の作用メカニズムの研究は、これまでうつ病研究の主流となってきた。

それから、患者の脳画像研究がある。具体的には、MRI（磁気共鳴画像）、機能的MRI（fMRI）、PET（陽電子断層画像法）、脳波、近赤外スペクトロスコピーなど、さまざまな方法がある。

また、患者さんの血中のホルモンを測定したり（神経内分泌学的方法）、血液を調べたりすることで、脳の状態を間接的に調べようとする研究方法がある。

そして、亡くなった患者さんの脳を調べる、死後脳研究がある。

まずは、うつ病の危険因子が脳にどのような影響を与えるか、動物実験の結果を見てみよう。

ストレスとうつ病

うつ病は、「ストレスに対する感受性」と「ストレス」の相互作用により、発症する。「ストレスに対する感受性」には個人差がある。感受性の高い人は、わずかなストレスで発症するが、いくらストレスに抵抗力を持つ人でも、強いストレスであれば発症する。

ストレスを受けると、脳は2種類の反応を示す。

1つは、交感神経系の緊張である。交感神経が緊張すると、脳から自律神経を介して、アドレナリンが分泌され、心臓の動悸がして、息が荒くなる、目が大きく見開かれるなどの身体的変化が生じる。

この交感神経緊張状態は、危険にさらされた時などに引き起こされる。恐怖などを伴い、語呂合わせで「闘争・逃走」、英語では「fight and flight」と言われるような、両極端な行動のどちらかが選ばれることとなる。たとえば山道で熊に出合った時、人は恐怖を感じて、逃げる、あるいは立ち向かう、という、両極端の行動のどちらかを選択しなければならない。これが交感神経緊張状態である。

もう一つの反応は、もっと長期に生じるホルモンの変化で、「視床下部―下垂体―副腎皮質（HPA）系」の反応である。視床下部とは、脳幹部に存在する「間脳」の一部で、下垂体に働くホルモン（この場合はCRF）を放出する。

このCRFの刺激によって、間脳のすぐ下についている小さな神経内分泌器官である下垂体から、ACTHというホルモンが放出される。このACTHが腹部の腎臓のそばにある副腎という臓器に働いて、コルチゾール（ネズミではコルチコステロン）というホルモンを放出させる。

このコルチゾールは、炎症反応を止めたり、血糖を上げるなど多種多様な作用を介して、ストレスに対して身体を適応させる働きがある。こうした作用を利用して、人工コルチゾール（副腎皮質ステロイド剤）は、さまざまな病気の治療に使われている。

しかし、コルチゾールやコルチコステロンは、同時に、「神経細胞に対しては、細胞の死を招く」などの悪い影響があると考えられている。

一九八九年、ウィスコンシン大学の宇野秀夫博士とスタンフォード大学の Sapoloski 博士らのグループは、ケニアの霊長類センターで飼育されていたサルの中で、死亡時に多数の胃潰瘍を認めた8匹のサルにおいて、「海馬で顕著な神経細胞の変性が見られた」と報告した。

これらのサルは、狭いグループの中で劣位にあり、上位のサルから攻撃を受け、ストレス状態にあったと考えられた。この所見は、ストレスにより神経細胞死が生じる可能性を初めて示唆した。[*65]

一九九二年に、ロックフェラー大学の渡辺義文博士とMcEwen博士らは、ラットに21日間の拘束ストレスを与えることによって、海馬の神経細胞の突起が萎縮することを報告した。[*3]最近の研究では、同様のストレスにより、前頭前野の樹状突起スパインが減少することも示されている。[*66]

また、ストレスが神経細胞の新生を減少させてしまうことも報告されている。[*67]

コルチコステロンが同様の作用を持つことなどから、このような、ストレスが神経細胞の形や数に与える悪影響は、主にコルチコステロン(コルチゾール)を介していると考えられた。

これらの研究以来、「ストレスが神経細胞の形態学的変化を引き起こす」という考え方が次第に定着してきた。

このように、ストレスに対して身体を適応させる作用を持つ反面、神経細胞に対しては悪影響のあるコルチゾールは、長く分泌されると副作用が出てしまうため、この分泌を止めるメカニズムが存在する。

コルチゾールは、その受容体タンパク質と結合することで作用する。コルチゾールの受容体は、グルココルチコイド受容体（GR）と呼ばれている。

GRは、全身に存在するが、コルチゾールの放出をコントロールしているところ（視床下部や下垂体、そして視床下部からのCRF放出をコントロールしている海馬）にも存在している。コルチゾールはこれらの脳部位にあるGRに働き、コルチゾールを止める。こうして、ストレスによるHPA系（視床下部―下垂体―副腎皮質系）の反応は終わりとなる。このように、反応の結果が反応を止めるシステムのことを一般に、「負のフィードバックループ」と言う。

このHPA系の負のフィードバックループ機能を調べる検査を、「DST（デキサメサゾン抑制試験）」と呼ぶ。「デキサメサゾン」とは人工コルチゾールの一種で、正常であれば、デキサメサゾンによりコルチゾールが抑制される。

このDSTで非抑制になると、HPA系の「負のフィードバックループ」の働きが低下していることになる。このDSTの非抑制所見がうつ病で多く見られることが知られている。[*68]

一時は、うつ病の検査法としても用いられるのではないかと考えられ、検討されたが、認知症や摂食障害、統合失調症患者さんの中にも、同じような所見を示す人がいるために、うつ病を特異的に診断する検査法とは言えない、ということで、結局検査法としては使われないままになっている。

しかし、「メランコリー型」のうつ病では、DSTで非抑制パターンの異常を示すことが多いのに対して、最近増えている「非定型うつ病」では、このDSTで、逆に過抑制パターン、すなわち、抑制されすぎる、という所見が見られる場合もある。[*69]

そのため、うつ病と統合失調症の鑑別には使えないかも知れないが、うつ病のサブタイプの分類には役に立つ可能性がある。

この「DST非抑制」という所見が、うつ病においてどのような役割を果たすのだろうか。

海馬や大脳皮質から、HPA系の負のフィードバックループの鍵分子であるGR(コルチゾールやコルチコステロンの受容体)を失わせた遺伝子改変マウスでは、HPA系のネガティブフィードバックが障害されているという、うつ病と同じ所見(DSTで非抑制)を示すと共に、うつ病的な特徴(ショ糖嗜好性の低下、強制水泳で動かない時間が長くなるなど)、が見られた。[*70]この特徴は、「三環系抗うつ薬」により改善した。

このように、GRが海馬から失われることによって、うつ病に類似し、三環系抗うつ薬で治るという、特有の行動異常を示したことから、うつ病においても、DST非抑制所見の基盤にはGRの機能低下があり、これがうつ病の病態に深く関わっていると考えられた。

早期の養育環境とストレス脆弱性

それでは、うつ病の患者さんは、なぜHPA系の負のフィードバック機能が低下しているのだろうか？

その要因として、生まれ育った環境の影響が関係している可能性が考えられている。

虐待がうつ病の危険因子になることは、以前から報告されていた。

こうした研究は、主として、うつ病にかかっている人に、「子供の頃、親にどのように育てられましたか？」と聞く、という形で行われる。

しかし、うつ状態でこうした質問をされると、うつ状態でない時とは違った答え方、すなわち何もかも悲観的な見方をしてしまう可能性がある。

アメリカでは、心理療法の過程で、実際にはなかった虐待の記憶が呼び起こされて、これに基づいて親が訴えられる、という事件が頻発したことがあるという。[*71] したがって、こうした研究結果の解釈には十分注意しなければならない。

最近になって、うつ病と虐待の関係に関する、はじめての前向き研究の結果が発表された。[*72]

この研究では、11歳以前に身体的ないし性的虐待や、ネグレクト（育児放棄）を受けた子どもたち676人と、虐待を受けておらず、他の因子に関しては差がない520人の子どもたちを被験者として、子どもたちが大人（平均28・7歳）になるまで経過観察して、きちんとした2時間の構造化面接による診断が行われた。

非常に気の長い研究であり、こうした研究は大変に手間がかかるが、前述のような誤った結果が得られる可能性を排除して、本当に科学的に間違いのない結果を得るには、これだけの手間をかける必要があるのである。

この研究の結果、予想通り、虐待や無視を受けた子どもたちは、大人になってからうつ病にかかりやすいことが証明されたのである。ただし、その影響は思ったより弱く、複数の種類の虐待を受けても、うつ病のリスクが2倍以上に増えるということはなかった。

しかし虐待や無視を受けた人は、うつ病だけでなく、不安障害など、他の精神疾患も持っていることが多く、養育上の問題は、うつ病だけでなく、さまざまな精神疾患の危険因子となるものと考えられている。

これらは、動物実験でも確かめられている。

そのような動物実験として、歴史に残る研究がある。

これは、ハーロウという心理学者が、サルで行った実験である。

サルを用いて、学習などの実験をしていたハーロウは、実験のためにサルを効率よく繁殖させる方法を検討する中で、新生仔ザルの檻に、針金に毛布を巻いて作った代理母を入れると生きられることを見いだした。逆に、針金だけを入れても、仔ザルは育たなかった。[*71]

この経験により、針金＋毛布の母親人形のみで仔ザルが育つことを知り、ハーロウはうまくいった、と考えたという。しかし実は、こうして母親なしに育ったサルは、不安が強く、常同行動、社会行動の異常、育児ができないばかりか、生まれた仔を虐待するなど、顕著な行動異常を示すことがわかったのである。

この偶然の発見以後、サルにおけるこのような過酷な実験は、倫理的に問題があるとして、ほとんど行われていない。

しかし、「仔ザルから短時間母親を離すことで、戻った時に母親の養育行動が増えることを利用した実験」、あるいは「餌を探しにくい環境にすることによって、母親が仔を抱いて連れ歩く行動をやめてしまうことを利用して、養育行動を減らす、といった方法による研究」が行われた。

これにより、「養育行動が多いと、成長後ストレスに対して耐性を作り、養育行動の減少は、ストレスに対する脆弱性を生む」など、早期養育が成長後のストレスに対する感受性に影響することが確かめられた。[*73]

ネズミ（ラット）でも同様の研究が盛んに行われた。

ラット新生仔を毎日ごく短時間（3分間）母親から離すことによって、ストレス耐性になる（ストレスに対するコルチコステロン反応が弱くなる）。[*74]

逆に、毎日もっと長い時間（数時間）母親から離す操作を加えることにより、ストレスに弱くなり（ストレスに対するコルチコステロン反応が強くなる）、強制水泳試験で動かない時間が長くなる、という、うつ病に近い変化が見られる。
このように、母親の養育が少なかったり、虐待が加えられたりすると、子がストレスに弱くなる、という現象は、ヒト、サル、ラットで共通に見られると言えよう。
前述のように、毎日数時間、母親から離す操作を加えることで、仔ラットはストレスに弱くなり、ストレスに対するコルチコステロンの反応が強くなるが、その原因も、コルチコステロンのシグナルを受け取る蛋白質である、「グルココルチコイド受容体（GR）」が減少しているためらしい。[*75]
養育の問題がうつ病の危険を高めるとすると、その原因は、養育の影響によってGRが減少し、HPA系の負のフィードバックループ機能が障害されるためかも知れない。

うつ病と遺伝子

うつ病患者さんの家族におけるうつ病の頻度を調べる「家族研究」、あるいは、ゲノム配列が全く同じである一卵性双生児と、きょうだいと同程度にしかゲノムを共有していない二卵性双生児の間で、うつ病に関する一致率を比較する「双生児研究」の結果、うつ病には、ある程度遺伝子が関係することは示されている。

うつ病患者の親、子、きょうだいでは、1・77〜4・5倍うつ病の危険が高まるという。

双生児研究でも、二卵性双生児での一致率に比べ、一卵性双生児では一致率がほぼ2倍になる。

しかしながら、うつ病のなりやすさのうち、遺伝要因によって説明できる部分は3割から4割で、双極性障害の7割に比べると少ない。

これはうつ病が、いわゆる遺伝病ではなく、遺伝要因と環境要因の相互作用による複雑な疾患であることを示している。そのためか、うつ病を対象とした遺伝子研究は、数年前まで、それほど盛んとは言えなかった。

従って気分障害における遺伝子研究は、うつ病研究よりも、双極性障害についての研究が先行している。もし双極性障害のリスクに関わる遺伝子が明らかになれば、うつ病の中の、双極性障害予備軍、すなわち「双極スペクトラムうつ病」を、早期に診断できるはずだ。ここで双極性障害の遺伝子研究についても少しまとめておこう。

双極性障害の遺伝子研究

双極性障害の遺伝子研究は、一九八〇年代末から盛んに行われている。

まずは、染色体の上のどの位置に原因遺伝子が存在するかを、家系内での遺伝の仕方から調べていく「遺伝子連鎖解析」が行われた。

次に、病気と関係のありそうな遺伝子の個人差（多型）の頻度を、患者さんと病気でない人との比較により調べていく、「遺伝子関連解析」が行われた。

当初は、遺伝子連鎖解析によって、「染色体のうち、X染色体、一一番染色体などに双極性障害の原因遺伝子があるのではないか」という所見がネイチャーなどに次々と報告された。

しかし、これらの所見は、その後の研究で確認されなかった。

その後、遺伝子関連研究によって、ドーパミンなどの神経伝達物質の合成や分解にかかわる遺伝子（COMT、MAOA）や、神経細胞の突起をのばしたりする働きを持つ分子（BDNF）など、さまざまな遺伝子との関連が報告された。

しかしながら、これらの欧系人における所見は、アジア人では確認されなかった。

我々は日本人と欧系人で、XBP1という遺伝子の個人差と双極性障害との関連を報告したが、これも、その後の、欧系人のより大人数の研究では確認されなかった。

最近の技術革新により、それまで行われてきた遺伝子関連研究のように、「数百人単位で数個の遺伝子について調べる」というのではなく、「数千人の患者で、全ゲノムの50万個の遺伝子多型を調べる」という研究が報告されるようになった。

その結果、最初の約2000人の論文では、統計学的に意味のある遺伝子は見いだされなかったが、その後の約4000人の論文では、ついに統計学的に意味のある遺伝子が2つ見いだされた。

これは、アンキリンG（ANK3）とカルシウムチャネル（CACNA1C）の2つで、いずれも細胞膜のカルシウムイオン輸送に関わる遺伝子であった。[*76] ただし、その影響は、オッズ比にして1・5未満（この遺伝子多型を持っていて、疾患にかかっている人は、疾患にかかっていない人の1・5倍、ということ）と、わずかなものであった。

このように、20年の歴史を持つ双極性障害の遺伝子研究であるが、頻度は高いが影響の小さな遺伝子多型については、数千人、数万人単位の人数を集めないと、意味のある結果は得られないと考えられ、それまでに報告された数百本の論文の大半は、擬陽性（実際には関連がないが、人数が少ない段階では差があったもの）であった可能性が考えられる。

一方、まれだが、強い危険因子となるような遺伝子変異についても研究が進められており、多くの知見が得られている。ヒトゲノムの塩基配列を解読する技術が急速に進んだ結果、既に1500O人以上の全ゲノムデータが公開されている。精神疾患に関する応用も進み、患者さんで全ゲノムを解読した研究も多く報告されている。まれであっても影響の大きな遺伝子変異を探索する研究が盛んになっており、我々も、双極性障害にデノボ変異が関係していることを報告した。

このように、双極性障害に関する遺伝子研究が、輪郭のはっきりしていないうつ病研究よりも先に進んでいるとは言え、その双極性障害の遺伝子探索も、やっと糸口が見え始めた、という段階である。

これまで述べた通り、さまざまな疾患を含む集合体である「うつ病」となると、遺伝子研究はさらに多数のサンプルでの検討が必要と考えられる。そして、遺伝子要因よりもストレスなどの環境要因の方がより影響するうつ病では、遺伝子研究を行う場合にも、「遺伝子」と「ストレス」の相互作用を考えに入れておく必要がある。

うつ病の遺伝子研究

うつ病における連鎖解析はまだ少ないが、一五番染色体との連鎖がいくつか報告されている。後の項で述べる理由により、うつ病の候補遺伝子としては、「モノアミン系」「視床下部―下垂体―副腎皮質系」「BDNF」などが調べられた。

中でも、抗うつ薬の標的分子である「セロトニントランスポーター遺伝子」の個人差と、「ストレスの遺伝―環境相互作用」が、うつ病の発症しやすさに影響する、という数百人での研究は非常に有名である。[*77] しかし、この結果はその後、4000人を対象とした研究で否定された。[*78]

また、セロトニン合成酵素であるトリプトファンヒドロキシラーゼ2(TPH2)の、まれな遺伝子変異がうつ病と関連するという論文も注目されたが、その後の研究では否定的である。[*79]

グルココルチコイド受容体遺伝子（NR3C1）の、グルココルチコイド耐性を引き起こすような遺伝子多型がうつ病の危険因子になるという報告もあるが、まだ人数が少なく、今後大人数での確認が必要である。

また、抗うつ薬の、より長期的な標的分子である脳由来神経成長因子（BDNF）の遺伝子多型についても、その機能を変化させる多型との関連が数百人のサンプルで報告されたが、その後の数千人の研究では否定的である。

最近、1000人を超える患者を対象とした、全ゲノムレベルでの関連研究がいくつか報告されているが、今のところ、確実に大きな影響を持つような遺伝子は見つかっていない。[*80,81] 同じような研究方法によって、糖尿病（I型、II型）、慢性関節リウマチ、虚血性心疾患など、さまざまな病気で関連遺伝子が次々と見つかっているのと比べると、大きな違いである。このことは、現在の「大うつ病」という診断基準は、遺伝子と直接対応させるには、まだまだ不十分であることを意味していると思われる。

脳梗塞

脳卒中発作の後、2割から5割の患者さんが、うつ病を経験するという。こうした場合は、

「脳梗塞による気分障害」と診断される。左前頭前野の脳梗塞がうつ状態と関係しやすい、と言われているが、こうした関係を否定する報告もある。

一方、先に述べたように、老年期のうつ状態では、潜在性脳梗塞、すなわち、脳卒中になったことはないのに、MRIを撮ってみたら脳梗塞が見つかった、という場合が多く見られ、老年期(65歳以上)発症のうつ病患者さんでは、ほとんど全員に脳梗塞が見られるという。[*15]ただし、潜在性脳梗塞は、一般人口でも数割に見られるので、これ自体は異常というわけではない。

脳梗塞の痕を持つうつ病患者さんは、治療効果が遅く、治療の副作用が出やすく、軽い後遺症(考えや動作がゆっくりになるなど)を残す場合があるなど、治療はやや難しい。

うつ病の発症には、「脳梗塞」だけでなく、「遺伝素因」や「ストレス」など、他の因子も関与している上、前述のように、「うつ病自体が脳梗塞のリスクを高める」など、その関係は複雑である。

また、うつ病は、脳梗塞の危険を増加させるだけでなく、虚血性心疾患による死亡率も上昇させることや、糖尿病、がんによる死亡など、多くの身体疾患と関連することが報告されている。こうした身体疾患との関連という面でも、うつ病研究は重要である。

こうした関係には、「うつ病によって身体疾患を治そうという意欲がなくなる」といった心理的なメカニズムや、「うつ病による免疫系の変化」「食欲低下による栄養状態の変化」「うつ症状が血小板機能に与える影響」「うつ病と身体疾患に共通の遺伝的危険因子が関与する」など、さまざまな可能性が考えられる。

認知のゆがみ

うつ病患者さんでは、特徴的な認知パターンが見られるとされており、こうした認知パターンが、認知行動療法の標的とされている。うつ病に特徴的な認知パターンとしては、「全てか無か、の思考」「過剰な一般化」「ラベリング」など、わずかな情報を基に、両極端な結論を導き出すような思考パターンが多い。

こうした、認知パターンは、「情動」の特徴そのものである。「情動」は、「外界の事物に対する生物学的評価を行う機能」と定義することができる。すなわち、危険にさらされた時、逃げるか戦うか、という、両極端な結論のどちらかをとっさに選ぶ精神機能が情動である。

恐怖などのネガティヴな情動に関わる脳部位は「扁桃体」であるが、うつ病では、扁桃体の体積増加や、ネガティヴな情動を喚起する刺激に対する扁桃体の反応亢進が報告されている。[*82]

うつ病患者さんで、情動に特徴的な認知パターンが見られることと、扁桃体が過剰に活動していることとの間には、対応関係があるのかも知れない。

ちなみに、動物実験の結果では、ストレスにさらされると、大脳皮質ではスパインが減少するが[*66]、扁桃体ではスパインの増加が起きるという[*83]。ストレスは、扁桃体優位の情報処理を招くのかも知れない。

うつ病は、扁桃体を介して「全てか無か」的な情報処理が過剰になった状態であり、認知療法は、これを〝皮質中心の情報処理〟、すなわち、感情に基づかない、理性的な判断へと変えていく作業なのかも知れない。

うつ病患者さんのうち、ネガティヴな言葉を提示された時に、扁桃体の活動が長く続く者ほど、認知療法が効果を発揮した、という研究の結果は[*84]、この仮説と一致していると言えよう。

第五章　うつ病の脳科学(2)

――抗うつ薬の作用メカニズム

偶然に発見された抗うつ薬

通常、病気の研究では、「まず病気の原因を解明し、これを改善する薬を開発する」という戦略がとられる。たとえば、パーキンソン病では、最初に、中脳の黒質という場所にあるドーパミンを持つ神経細胞が減っていくことが原因であることがわかり、次にこのドーパミンの前駆物質であるL-ドーパを補充することにより、ドーパミンの量を増やすという治療方法が開発された。

ＡＩＤＳは、その原因がＨＩＶウイルスであることがわかり、次にこのウイルスの蛋白質の活性を阻害する物質が治療薬として開発された。

ところがうつ病の場合は、むしろその逆で、原因がわからない中で、まず、治療法や薬が発見された。

電気けいれん療法は、精神症状を伴うてんかんの患者さんが、発作の後に、その精神症状が改善する、という臨床観察を手がかりに、開発された治療法である。

現在日本では使われていないが、「モノアミン酸化酵素阻害薬」という種類の抗うつ薬は、本来は結核の薬として使われていた。臨床で、この薬を服用していた結核患者さんの気分が高揚していることが観察され、うつ状態の治療に用いたところ、効果が見られた、という経緯で発見された。

「三環系抗うつ薬」は、抗精神病薬と類似の構造を持つ化合物として合成されたもので、もともとは統合失調症の治療薬として開発されたものである。ところが、抗精神病作用を期待して統合失調症患者さんで臨床試験を行ったところ、統合失調症そのものには効果がなかった一方、うつ状態に有効であるということが見いだされ、うつ病の治療薬として使われるようになったものである。

一方、双極性障害の予防療法や、難治性うつ病において抗うつ薬の作用を強めるために使われている「リチウム」の効果もまた、変わった経過をたどって発見された。

一八〇〇年代、「うつ病を含めたさまざまな病気は全て尿酸の蓄積によって起こる」という、現代の知識では正しいとは言えない理論が提唱されていた。そしてその尿酸を溶かし出す薬物としてリチウムが用いられたのである。リチウムを飲めば尿酸が溶かし出せる、という点も怪しいものであり、全体として、科学的な根拠は乏しかったが、結果としてこの薬を服用したうつ病患者さんたちは、症状が改善したという。

このように、現在うつ病に用いられている薬は、「他の目的で投与された患者さんの、別の部分が良くなった」あるいは「誤った理論に基づいて用いられたのではあるが、結果的に良くなった」という具合に、〝偶然に〟効果が発見されたものばかりなのである。

このように、疾患を狙い撃ちしたものではなく、偶然に効くことが発見されたものであるだけに、さまざまな副作用もある。

「三環系抗うつ薬」は、大多数の人に口が渇き、目がくらみ、尿が出にくくなるなどの副作用が出てしまう。「リチウム」は、倍量飲んだだけでひどい中毒になってしまうなど（他の薬は倍量飲んだくらいではめったに中毒などは起こらない）、安全域が大変に狭い。

また、その効果も、やはり対症療法にとどまっており、疾患の根本を治療するものではない。だから抗うつ薬でうつ状態がいったんよくなっても、中止すると再燃してしまうことがしばしば起きる。

とはいえ、これらの薬に効果があることも確かであり、これらの薬を手がかりに、副作用を減らした薬を開発することは可能であろう。

新規抗うつ薬の開発研究

ラットを水槽に入れたり、マウスのしっぽをもって吊したりすると、ネズミはもがいたり、じっとしたりする。じっとしている時、おそらくネズミは「絶望」しているのではないか、と推測されている。「三環系抗うつ薬」を事前に注射してから、この実験を行うとネズミが絶望してじっとしている時間よりも、もがく時間が長くなる。このことから、この「三環系抗うつ薬」と同じ作用を持つ薬を探せば、うつ病に効果があるのではないか、と考えられた。

また、ラットは、通常、水と砂糖水の両方が自由に飲めるようにしておくと、砂糖水の方を好んで飲む。ところが、ラットに慢性的にストレスを加えると、その後、ふつうの水と砂糖水を同じように飲むようになり、喜んで飲むはずの砂糖水を飲まなくなる。この現象から、ストレスを与えられたラットは、快楽を感じることができなくなっていると想像された。そして、このようなストレスを与えられたラットに抗うつ薬を与えると、再び砂糖水を好むようになることから、この方法でも、新しい抗うつ薬を探索できると考えられた。

これら3つのテスト（それぞれ強制水泳試験、尾懸垂試験、ショ糖嗜好性試験と呼ばれる）は、世界中で広く使われ、新しい抗うつ薬の探索に使われてきた。

新薬には、さまざまなレベルがある。

たとえば、既存薬の分子の中で、塩素原子の部分を、よく似た性質を持ち、周期表ですぐ下にある臭素原子に変えただけでも、新薬は新薬である。

このように、大差ない薬でも、特許を取ることは可能なので、既存薬の特許が切れそうになると、製薬会社は微妙に構造を変えた薬を売り出して、市場独占を続けようと試みたりする。

ラットやマウスを使った3つの実験によりできた、SSRIなどの新しい抗うつ薬は、こうした、どうみても画期的とはいえない新薬に比べれば、副作用を減らせた点で、大いに意義があった。ただし、新しい抗うつ薬も、効果が出始めるのに1、2週間かかり、すっかり治るのには数ヵ月かかる、という抗うつ薬の基本的な特性については、残念ながらあまり変わっていなかった。

「飲んだらすぐ気分がよくなり、うつ病による自殺を完全に予防できるような画期的な新薬」が、今後の研究に期待されるところである。

最近、既存の抗うつ薬とは全く違う、NMDA型グルタミン酸受容体の遮断作用を持つ薬物（ケタミン）を、たった一回注射することによって2時間後には気分が改善し、その後1週間、気分改善が持続する、という研究がアメリカで報告され、注目されている。[*85] まだ18例という少数例での予備的データであるが、こうした即効性がある画期的新薬が、実際に可能であることが示されたわけで、今後の研究の進展に大いに期待したいところである。

抗うつ薬の作用を調べて、うつ病の原因がわかるか？

新しい薬を見つけようと研究を進める研究者がいる一方、「抗うつ薬の作用を調べることで、うつ病がどのような病気かを知ることができるはずだ」と考えて研究を進めている研究者もいる。

しかし、「抗うつ薬のメカニズムを研究すれば、うつ病の原因がわかるか」というと、難しい面もある。

たとえば高血圧に使われている薬は、血圧上昇作用を持つ物質である「アドレナリン」の効果を抑えたり、尿量を増やして血液量を減らしたり、血管を柔らかくしたり、など、さまざまな方向から働き、結果として血圧を下げる。

これらに共通なメカニズムというと、「血圧を下げる」ということ以外はない。だとすると、高血圧の薬の作用メカニズムの研究からわかることは、「高血圧の原因は、血圧上昇である」ということだけである。これでは、高血圧の原因を解明したとはいえないだろう。

ひるがえって、うつ病の場合はどうだろうか？

高血圧症の患者さんでは、血圧を測る。そしてある程度の数値が指し示されれば、「高血圧です」と診断する。しかし現在のところ、うつ病の患者さんでは身体の何を計ればよいのか。それさえもわかっていない現状である。

そう考えてみると、うつ病において、抗うつ薬のメカニズムからうつ病を研究するということは、高血圧症の「血圧」にあたるもの、すなわちうつ状態に対応して起きる脳の変化を明らかにするという意味はあると思われる。うつ病になったら、脳の何がどう変化しているのか。それがはっきりとわかれば、診断の助けになることは間違いない。

ただし、それはうつ病を起こしている脳病変を特定することとは少し違うかも知れない。

抗うつ薬はこうして生まれた——モノアミン仮説

先に述べたように、抗結核薬として用いられていた薬（ＩＮＨ）が、うつ状態に効果があることが観察されたことをきっかけとして、「モノアミン酸化酵素（ＭＡＯ）阻害薬」が抗うつ薬として用いられるようになった。「ＭＡＯ」にはセロトニン、ノルアドレナリンの分解にかかわる「ＭＡＯＡ」と、主としてドーパミンの分解にかかわる「ＭＡＯＢ」の2種類がある。当初のＭＡＯ阻害薬は、ＭＡＯＡとＭＡＯＢの両方を阻害し、3種類のモノアミンと呼ばれる神経伝達物質（セロトニン、ノルアドレナリン、ドーパミン）の分解を止めてしまう結果、これらすべてが脳内で増加する。

一方、「三環系抗うつ薬」は、ある種のタンパク質を阻害する作用がある。それは、ノルアドレナリントランスポーターおよびセロトニントランスポーターという、いったんプレシナプスから放出された物質を（不活性化するために）取り込む働きを持つ蛋白質である。

三環系抗うつ薬は、ノルアドレナリン、セロトニンに加え、ドーパミンも増加させる。なぜ、ドーパミントランスポーター阻害作用のない三環系抗うつ薬が、ドーパミンまで増加させるのだろうか？　実は、前頭葉では、ドーパミントランスポーターが少ないため、「ノルアドレナリン」トランスポーターが、ドーパミンの取り込みも行っている。そのため、ノルアドレナリントランスポーターを阻害する三環系抗うつ薬が、前頭葉では、ドーパミンも増加させるのだ。

このように、MAO阻害薬と三環系抗うつ薬は、いずれもシナプスで、セロトニン、ノルアドレナリン、ドーパミンという、脳全体の働きを調節する3つの神経伝達物質を増加させるという共通点がある。これら3つの物質はいずれも、アミンと呼ばれる構造（化学構造式では－NH2）を1つ持つことから、アミン1つ、という意味で、「モノアミン」と呼ばれる。

これらはいずれも、脳の根元にある脳幹部に細胞体があり、突起が脳内に広く行きわたるような神経系がもつ神経伝達物質である。そのため、脳全体の調子を整える働きを持つと考えられ、いかにも気分や意欲などの感情に関わる神経伝達物質らしいと考えられた。

このように、抗うつ薬がいずれもモノアミンを増やすことから、「うつ病のモノアミン仮説」が確立した。モノアミン仮説とは「うつ病ではモノアミンが低下しており、抗うつ薬はこれを増やすことで効果を発揮する」という考え方である。そして、類似の作用、あるいは別のメカニズムを介して、最終的にモノアミンを増やす作用を持つ化合物が多数合成され、抗うつ薬として開発された。こうした新薬の検定には、前述の強制水泳試験などが使われた。

特に大きな成功を収めたのが、さきほどから何度も登場している「選択的セロトニン取り込み阻害薬（SSRI）」である。三環系抗うつ薬には、アセチルコリン受容体を阻害するという副作用もあり、そのために口が渇く、尿がでにくくなる、目がぼやける、などの強い副作用があったが、SSRIではこうした作用はほとんどと言ってよいほどなくなった。

3つのモノアミンのうちどれが重要なのかについては、未だ不明である。SSRIの他にも、海外では「選択的ノルアドレナリン取り込み阻害薬」や「ドーパミン取り込み阻害薬」も抗うつ薬として使われており、どの一つを増加させても効果が見られることになる。一時は、「セロトニン型うつ病」や「ノルアドレナリン型うつ病」があるのではないか、なども考えられ、研究された時期もあったのだが、この仮説は支持されなかった。

SSRIが広く使われるようにつれて、この薬の効果を説明するのに都合が良いということもあって、やがて「うつ病はセロトニン不足により起きる病気だ」という説明がなされるようになった。

このような抗うつ薬の作用に加えて、「モノアミンが放出されなくなる作用を持つ『レセルピン』がうつ状態を引き起こすこと」「うつ病にかかったことがある人が、セロトニン合成に必要なアミノ酸であるトリプトファンを含まない食事を与えられてセロトニン欠乏状態になると、うつ状態になってしまう、という事実」などから、「うつ病がセロトニン神経伝達の低下によって発症する」との考えは確固たるものとなっていった。

そして、この説を証明するため、多くの研究者が研究を進めた。

血液、血液細胞、そして脳脊髄液など、あらゆるサンプルが調べられた。ところが意外にも、それほどはっきりした結果は得られなかった。うつ病における脳脊髄液中のドーパミン代謝産物の低下に関しては、比較的一致した結果が得られている。しかしセロトニン代謝産物については、うつ状態でも躁状態でも低下している。

またうつ病そのものよりも、むしろ自殺と関係していると考えられ、うつ病という病気に対応するというよりも、不安や攻撃性と関係していることを示すデータが多い。

しかしながら、血液のセロトニンは腸管に由来するものが多いため、血液のセロトニンを測定しても、脳のセロトニンの状態を調べたことにはならない。脳脊髄液のセロトニンを調べればよさそうであるが、脳脊髄液の産生にかかわる「脈絡叢」というところからもセロトニンが分泌されているために、脳脊髄液の測定をしても、脳内のセロトニンの状態を調べることは難しいのである。

脳内を直接知ることができる「分子イメージング」

このように、精神疾患を引き起こしている脳という臓器は、頭骸骨の奥に守られていて、腹部の臓器のように胃カメラで中を覗くわけにもいかないし、血液のように少し取って調べてみるというわけにもいかないため、中がどうなっているのか、簡単には調べられない。精神疾患が謎の病気として最後まで残っている理由の一つは、こうした難しさがあるかも知れない。

しかし、脳の中の神経伝達物質がどのようになっているか、その状態を直接知ることができる方法がある。それが「分子イメージング」である。

分子イメージングでは、神経伝達物質の状態を知ることができる。その方法は、神経伝達物質の受容体やトランスポーターに結合する薬剤を、放射性物質でラベルし、その脳内分布を調べるというものだ。

うつ病の分子イメージング研究では、視床、帯状回、前頭前野など、脳の多くの部位で、セロトニンを取り込む役割をするセロトニントランスポーターが増えていることが示されている。[86]また、モノアミン酸化酵素A（MAOA）が増加していることを示すデータもある。セロトニントランスポーターの増加も、MAOAの増加も、シナプスのセロトニンを減少させると考えられ、分子イメージングの結果は、セロトニンが減るとうつ病になるという「セロトニン減少説」を支持している。

一方、脳内でのセロトニンの代謝回転（どれだけ作られ、使われているか）を調べるもう一つの方法がある。これは、「足の付け根あたりの血管から細い管（カテーテル）を静脈に挿入して、脳から戻ってきた静脈のセロトニンの分解産物を測定し、動脈の値と比較する」という研究である。

この方法によって、脳でどのくらいのセロトニンが使われたのかを調べることができるわけである。研究だけのためにここまで侵襲的な検査をするのは並大抵のものではなかったと思うが、この結果は大変意外であった。すなわち、うつ病患者さんでは、セロトニンの代謝回転はむしろ亢進していたというのである。[*87]

これは、セロトニンが利用されないままにどんどん分解されてしまい、その結果、シナプスで働くセロトニンが不足していることを示すのかもしれない。

いずれにせよ、脳内でセロトニンの働きが低下した状態になっているとしても、そのメカニズムは予想外に複雑のようである。まだ確定的なことはわかっていないと言った方が正確であろう。

なぜ抗うつ薬は、効くまでに何日もかかるのか？

このように、うつ病研究の中心は、抗うつ薬の作用メカニズム研究の中からわかってきた、「セロトニン仮説」を中心に動いていた。

3つのモノアミンを増やす「三環系抗うつ薬」の発見を元に、セロトニンだけに作用する薬が作られ、この「選択的セロトニン取り込み阻害薬（ＳＳＲＩ）」がうつ病に有効であったことから、このセロトニン仮説は一定の成果を上げたと言ってもよかろう。

それでは、うつ病はセロトニンの変化ですべて説明できるだろうか？

うつ病をセロトニン不足による病気と考えた時、最も納得がいかないのが、抗うつ薬の効果の遅さである。

抗うつ薬は、効き目が現れ始めたかな、と思えるまでに、1、2週間かかることが多い。点滴により、血中濃度を急速に上げても、それほど即効性が期待できるわけではない。

一方、動物実験では、抗うつ薬を注射して1時間後には、もうシナプスのセロトニンは増加している。

「セロトニン」が気分に関わる神経伝達物質であり、これが減るとうつになり、セロトニンが増えれば治る、と単純に考えた時、どうしても納得できないのがこの点である。

セロトニン不足がうつ病の原因であり、抗うつ薬はセロトニンを増加させることで気分を改善させるというなら、抗うつ薬が効きはじめた数時間後には、気分が改善してよいはずである。なのに、どうして抗うつ薬が効くのにこんなに何日も何週間もかかってしまうのだろうか。

この疑問を解くべく研究を進めた、エール大学のDuman教授のグループの丹生谷正史博士、森信繁博士は、ラットに電気けいれん療法、あるいは抗うつ薬投与を行い、3週間目に、海馬でBDNF（脳由来神経栄養因子）が共通に増加するという現象を発見した。[*2] BDNFというのは、神経細胞の成長などを促す蛋白質だ。

ストレスによって海馬のBDNFは減少するが、電気けいれん療法や抗うつ薬の長期投与は、BDNFの減少を抑制する。抗うつ薬以外の向精神薬（麻薬であるモルヒネ、コカイン、そして抗精神病薬ハロペリドールなど）では、BDNF増加は起きないし、抗うつ薬投与直後にはこうした変化は見られないことから、BDNFを増加させる作用が、抗うつ作用にとって重要だと考えられたのである。

ただ、このBDNFを増やすという作用は、セロトニンを増やすことを介しているので、「抗うつ薬の作用」という点に関して言えば、セロトニン仮説が間違いだった、というわけではない。

しかし、セロトニンを介して効くからといって、セロトニンが不足していた、と結論するのは早計だ、とは言えるだろう。

たとえば、「アセチルコリン」という神経伝達物質があるのだが、これを遮断する薬は、パーキンソン病に有効だが、だからといって「パーキンソン病はアセチルコリンの過剰による病気」と結論したら間違いであろう。パーキンソン病は、ドーパミンが減ることによって起きる病気であり、アセチルコリンを遮断することによって、ドーパミンとのバランスを保つことで効果が現れると考えられるのである。

それまでのセロトニン仮説とは全く異なる方向性を示した丹生谷博士らの研究は、すぐには受け入れられなかったが、この10年余の間に、むしろこの説の方がより脚光を浴びるようになった。これは、抗うつ薬の作用メカニズムに関して最もよく引用されている論文の一つであり、まさにうつ病研究の歴史を変えたと言ってよい。

ストレスによるＢＤＮＦの低下は、なぜ起きるのだろうか。

国立精神神経センターの功刀浩博士の研究室は、うつ病において「コルチゾールの過剰分泌」がＢＤＮＦのシグナルを障害するメカニズムを、世界に先駆けて解明しつつある。[*88]

今後、ＨＰＡ系の負のフィードバックループの障害が、ＢＤＮＦシグナルの低下を招き、神経細胞の障害を引き起こすメカニズムがさらに明らかにされていくであろう。

神経新生はうつと関係するのか?

ＢＤＮＦの低下により生じる異常として、神経細胞の萎縮や細胞死の他に、神経新生《(成人になってから）新しく神経細胞が作られること》の関与も考えられている。抗うつ薬および電気けいれん療法が神経新生を増やすことが発見され、[*67]これもＢＤＮＦ増加を介していると考えられたからである。ストレスで神経新生が低下することとあわせて、神経新生の低下がうつ病と関係しているとの考えが生まれた。

神経新生を放射線照射で止めてしまうと、抗うつ薬の効果が見られなくなる、と報告され、注目されたことを契機に、[*89]「神経新生とうつ病が関連する」という考えがまたたく間に広まった。

ところが、神経新生がうつ病と関係しているかどうかについては、まだ結論が出たとは言えない。

前述の通り、神経新生を放射線照射で止めると、抗うつ薬の効果が見られなくなる、という所見がこの説の鍵なのだが、この効果とは、「『新奇環境による摂食抑制』に対する効果」を調べたものであった。マウスを新しい環境に入れると、そこに餌があってもすぐには食べにはいかない。これは、新しい環境では、どんな危険があるかわからないので、いきなり食べに行くことに対して不安を感じていると推測される。

抗うつ薬を投与すると、マウスは、より早く餌を取りに行くようになる。すなわち、この抗うつ薬の効果は、抗不安作用であるといえる。一方、抗うつ作用を測定する方法として、最もよく使われてきたのは、前述の通り、強制水泳試験に対する作用である。この強制水泳試験に対する抗うつ薬の効果は、神経新生を止めても見られたというのである。[*90]

また、学習性無力というもう一つのうつ病の動物モデルがある。

3つの並んだケージにラット3匹(A、B、C)を入れる。

うち2匹(A、B)には電気ショックが加えられる。

Cには電気ショックは与えられない。

電気ショックを受けるラットのうち、Aは目の前の輪を回すと電気ショックを止めることができる。

Bの前にも輪があるが、これを回しても自分では電気ショックを止めることができず、Aが止めるまで待つしかない。ラットの身になって想像してみると、何ともストレスフルな状況である。

このように、AとBは全く同じ電気ショックを受けるが、これを自分で止められるかどうかだけが異なり、電気ショック自体は同じであるが、ストレスとしての意義はかなり異なることになる。

このセッションを1時間行った後、ホームケージに戻し、24時間後に、別のケージに入れる。ブザーが鳴った後にすぐ逃げれば大丈夫であるが、逃げないと電気ショックが加えられる。AやCでは、ブザー音により隣室に逃げるようになるが、自分では電気ショックを止められず、隣のラットに頼るしかないというストレス状況に置かれたラットBは、ブザー音によって逃げるという行動を示さない。

これが、前日の「自分で電気を止められない」という経験により、「無力」を学習したと解釈され、「学習性無力」と呼ばれている。

この試験を行うと、学習性無力に陥るラットもいるが、陥らないラットもいる。しかしこの課題を経験したラットは、学習性無力に陥る、陥らないにかかわらず、神経新生が低下していたというのである。[*91]

つまり、「神経新生の低下」は、うつとは関係なく、ストレスそのものと関係している、というわけである。

さらに、こうした電気ショックを受けたことによる神経新生の低下は、むしろPTSD（心的外傷後ストレス障害）的な行動異常と関連していたという。[*92]

これらの研究から、「ストレスを研究すればうつがわかるか」というと、それほど単純でもないことがわかる。

どうやら、神経新生が関与するのは、抗うつ薬の作用の中でも、「抗不安作用」であり、「抗うつ効果」の方は、神経突起を伸ばす作用など、BDNFの他の作用を介しているのかも知れない。

電気けいれん療法の作用

前述の通り、電気けいれん療法（ECT）が、抗うつ薬と共通に、BDNFを増加させることを述べたが、この作用は、1回のみのECTでも起きるが、繰り返しによってより強くなることなどから、長期的な効果だと考えられている。

しかし、ECTには、もっと即効的な効果もある。自殺念慮にとらわれている患者さんに1

回のＥＣＴを行っただけで、多少なりとも気分が改善し、自殺念慮が減った、という場合もある。

ラットにＥＣＴを行った直後に増えている遺伝子を探索した研究で、Homer1a という遺伝子が6倍以上に増加しているのが見つかった。[*93] これは、細胞内で、受容体の背後に存在し、足場となっている蛋白質である。これが増えると、細胞の興奮性が低下するという。[*94] こうした作用が、ＥＣＴの即効的効果に関係しているのかも知れない。

第六章　うつ病の脳科学（3）
――エピジェネティクス仮説

前述の通り、養育の違いによって、ストレスに対する感受性が変化し、うつ病のかかりやすさが異なってくるという現象が、ヒト、サル、ネズミに共通して存在するようである。

そのメカニズムとして、エピジェネティクスの関与が、最近注目されつつある。本章では、この点について、説明しよう。なお、この章は少々手強いので、途中でわからなくなってきたら、適宜とばしながら進んでいただきたい。

エピジェネティクスとは

エピジェネティクス epigenetics という言葉は、一九四二年に Conrad Waddington が、古代ギリシャの哲学者アリストテレスの言葉、「epigenesis」に基づいて作った言葉だという。

Waddington は、エピジェネティクスという言葉を、「表現型を存在へと導く遺伝子と環境の相互作用」として用いた。

古代ギリシャでは、卵や精子にすでに成体の原型があるという「前成説」という考え方があった。アリストテレスは、これに対して、卵や精子の時点では分化した構造はなく、発生が進むと共にいろいろな器官が形成されて成体になるという、後成説（epigenesis）を唱えた。そしてその後の研究により、アリストテレスの考えが正しいことが明らかにされた。

この当時のエピジェネティクスという言葉は、生物が発生するプロセスそのものを示す言葉だったと言えよう。

その後数十年の間、この言葉はほとんど使われることはなかったが、がんの原因として、遺伝子変異の他に、DNAメチル化（あとで詳しく説明する）の異常が関係していることが指摘された頃から、この言葉が新たな意味で使われるようになってきた。

現在のエピジェネティクスの定義は、少々難しいが、「体細胞分裂と減数分裂（卵子や精子を作る時の細胞分裂）において伝達されうる遺伝子機能の多様性のうち、DNA配列の違いによって説明できないものについての研究」というものである。

我々の身体の細胞のほとんどは同じDNA配列を持っている。それなのに、どうして肝臓の細胞は、シャーレで培養してもそのまま肝臓の細胞のまま、皮膚の細胞は皮膚の細胞のままなのか？

同じDNAを持つ細胞が、何度分裂しても、同じような姿で同じような働きを保てる理由は何なのか？

その理由の鍵が、「エピジェネティクス」である。

エピジェネティクス研究は、現在、生物学研究の中でもホットな領域の一つとなっており、その流れの中で、うつ病との関連についても注目が集まっている。

なぜならうつ病は、遺伝子のみで決まる病気ではなく、むしろ、環境の影響が大きい。環境といっても、生まれてから大人になるまでの間の環境が重要だ。子どもの頃の環境が、時限装置のように、大人になってから現れる。そのメカニズムが、エピジェネティクスで説明できるのではないか、という期待があるのである。

細胞が分裂しても、同じように遺伝子機能を保てるメカニズムは、いったい何か？

そのメカニズムとして、最も有力と考えられるのが、DNAメチル化である。

遺伝子発現の働きが鈍くなる「DNAメチル化」

DNAという言葉は、多くの人が中学高校で学んだ記憶があるだろう。

あらためて言うならば、DNAとは、我々の身体の設計図である。

この、我々の身体を作り出すための設計図は、母親の持っていたDNAを半分、そして父親が持っていたDNAを半分、受け継いで持っている。親から子へと伝わる遺伝情報の実体が、DNAだ。

こうした、生物の遺伝情報を伝える物質であるDNAは、化学的な観点から見ると、糖、リン酸、塩基の3つの物質が、鎖のように長くつながった、巨大な分子である。そして、反対方向を向いた2本の分子が向き合っている。

その向き合った部分の連結器に当たるのが、塩基である。

DNAを構成する塩基には、グアニン、シトシン、アデニン、チミンという4種類があり、この並び方によって蛋白質の配列が決まる。

2本の向き合った分子は、グアニンはシトシンと、アデニンはチミンと対合する。そのため、この2本の鎖が分かれて、相方の分子が合成されることによって、遺伝情報が完全にコピーされる。

DNA分子の中で、シトシン塩基とグアニン塩基が連続している配列（CpGと言う。Cはシトシン、Gはグアニンで、このpは両塩基をつなぐリン酸基を示している）の部分で、シトシン塩基が「メチル化」という修飾を受けることを「DNAメチル化」と言う（「修飾」というのは、簡単に言えば〝化学的な変化〟ということである）。シトシン塩基に、-CH3というちょっとした構造がつくだけなので、シトシンが「メチル化」されているかどうかは、DNA複製や、アミノ酸配列には全く影響しない。つまり、DNAの合成時には、「メチル化シトシン」と「非メチル化シトシン」は区別されず、同じようにグアニンと対合する。

ところが、このシトシンの「メチル化」が、大きな働きを持つ。シトシンが「メチル化」されると、その付近の「ヒストンの修飾状態」が変化して、DNAが折り畳まれて凝縮し、遺伝子発現に必要な蛋白質が近づきにくくなり、その遺伝子は働かなくなり結果的には、遺伝子の働きに大きな影響を与えるのである。

ヒトやマウスのゲノムでは、約7割のCpG配列がメチル化されていて、このDNAメチル化のパターンは、細胞が分裂しても保存される。

「メチル化CpG」と「非メチル化DNA」が対合した配列（ヘミメチル化DNA）に作用して、相手鎖の同じ場所のシトシンをメチル化する酵素があるため、メチル化されているDNAが2本に分かれて、それぞれ相手方を複製すると、相手方の鎖は、元と全く同じようにメチル化される。こうして、メチル化パターンは細胞分裂時にも維持されることになる。

と、かなり専門的なことを言ったが、ここで覚えておいていただきたいのは、DNAのメチル化は、親から子には、（ほとんどの場合）遺伝しないが、細胞から細胞へは伝わる、ということである。

このDNAメチル化は、受精卵ではほとんど全くなくなっているが、その後発生が進むにつれて、再度メチル化されていく。

もう一つのメカニズム、「ヒストン修飾」

ここで、念のために、「ヒストン」の話もしておこう。

ここで、あえてヒストン修飾の話をするのは、現在、「エピジェネティクス」研究の半分くらいはDNAメチル化の研究なのだが、残りの半分は、ヒストンなど、その他の仕組みについての研究だからである。

だから、エピジェネティクス＝DNAメチル化、と決めつけてしまうと、誤解を招いてしまうかも知れない、とちょっと心配になった次第である。エピジェネティクスは、まだ始まったばかりの若い学問であり、どのような仕組みで、細胞から細胞に情報が伝わるのか、まだ完全にはわかっていないのである。

DNAは、あまりに長い分子なので、そのままでは細胞にとうてい入りきらないため、通常はきれいに折り畳まれている。その折り畳みを助けるのが「ヒストン」という蛋白質である。ヒストンに、メチル基やアセチル基などの化学的変化が加わると（すなわち、これを「ヒストン修飾」と呼ぶ）、この折り畳み具合が変化し、その付近のDNAがほどけて、遺伝子が働くようになる。

しかしながら、「ヒストンの修飾」が細胞分裂時に保存されるメカニズムについては、十分わかっていない。ところが、「DNAメチル化」と「ヒストン修飾」は互いに密接に関連していることから、現時点では、「DNAメチル化」が細胞分裂時にコピーされ、それに伴って「ヒストンの修飾」状態も維持されていると考えるのが自然であろう。

エピジェネティクスは、生物学全体の大きなテーマとして最近ますます広がりを見せており、DNAメチル化とヒストン以外にも次々と新たな役者が加わっているのだが、本稿ではとりあえずここまでにして、うつ病と関係のある話に戻ろう。

遺伝環境相互作用とエピジェネティクス

ヒトの脳のDNAメチル化は、年齢と共に増加する。特に0歳～10歳の間には、脳のDNAメチル化状態が劇的に変化する。[*95]

だとすれば、その間の環境が、その後の生涯にわたり、脳内のDNAメチル化状態に永続的な影響を与える可能性が考えられる。

生活習慣病では、「胎児プログラミング現象」という現象が知られている。これは、胎児期に低栄養状態にあると、なるべくエネルギーを節約するように身体が適応する。その結果、成長後、栄養が十分であると、生活習慣病になりやすくなってしまう、というものである。

この現象に、エピジェネティクスが関与するのではないかと疑われ、実際、飢餓を経験した母親の子は、成人後にIGF2（インシュリン成長因子2）のDNAメチル化が低下していたと報告されている。[*96]

こうした現象は、「エピジェネティック記憶」と呼ばれる。

そして、養育の違いが大人になってからのうつ病のかかりやすさに影響するメカニズムにも、エピジェネティック記憶が関係していると推測されている。

幼少期の経験が、大人になってからの行動を決める?

Meaney 教授らは、「早期の養育環境とストレス脆弱性」の項で述べたような、仔から無理矢理に母親を離してしまうような、人工的な操作では、生物学的に意味のある結果は得られないと考えて、一般のラットのコロニーの中で、「養育行動が特に多い母ラット」と、「養育行動が特に少ない母ラットから生まれた仔ラット」を比較するという方法で研究を進めてきた。「高養育ラットの仔」と「低養育ラットの仔」の間には、成長後の母性行動やストレスに対する感受性に違いがあり、さらにこれが〝遺伝的な違いではない〟ことを、ラットの仔を別のラットの養子に出すという研究により明らかにした[*97]。

さらに彼らは、なぜこのように、「生まれたばかりの頃の経験が、大人になってからの行動に影響するのか」と考えた結果、エピジェネティクスに着目した。

出生直後に十分な母性行動を受けた仔ラットでは、セロトニンが増え、その結果、ストレス反応にかかわるグルココルチコイド受容体(GR)の遺伝子に蛋白質(NGIF-A)が結合する。このことにより、GRはDNAメチル化を受けにくくなる。

一方、少ない母性行動を受けた仔ラットは、GR遺伝子がメチル化を受けてしまい、GR遺伝子の発現が生涯にわたり低下してしまう。こうしてGR遺伝子の働きが低下したことが、仔ラットのストレス感受性に影響するのではないかと考えられた。[*98]

ＤＮＡメチル化を低下させる薬剤（トリコスタチンＡ）を脳に直接投与すると、養育が少ない母親ラットに育てられた仔でも、ＧＲ遺伝子のＤＮＡメチル化が低下し、それに伴ってストレス脆弱性が改善するという。

この研究は、「小さい頃の環境の影響が、『ＤＮＡメチル化』という形で記録されている」という、「エピジェネティック記憶仮説」を、実際に示した初めての研究であったため、世界中で大変注目された。

その後、妊娠中にストレスを与えられた母マウスの仔では、視床下部のＧＲ遺伝子のＤＮＡメチル化が高いという報告もあるが、[*99]ＤＮＡメチル化レベルは、ストレス群、対照群とも５－10％であり、最初の報告に比べるとはるかに小さな差であった。

この論文の他には、この所見が確認されたとの報告はなく、まだまだ確定的なことは言えないのが現状である。

ストレスによって減少する「ＢＤＮＦ」

あらためて簡単にＢＤＮＦについて説明しておこう。前にも述べたが、ＢＤＮＦとは、「脳由来神経栄養因子 Brain-derived Neurotrophic Factor」の略であり、神経細胞が活動するときに細胞から外に放出されて、周りの神経細胞の成長を調節する蛋白質のことである。「BDNF」は、ストレスによって減少し、抗うつ薬と電気けいれん療法によって増加する物質であるが、このBDNFの遺伝子発現制御にも、DNAメチル化が関与しているという報告がある。[*100][*101]

BDNF遺伝子の制御領域はメチル化されているが、神経細胞が興奮すると、DNAメチル化が減少し、発現するようになる、というのである。また、恐怖条件づけ学習によるBDNFの発現増加も、DNAメチル化の低下を伴うという。[*102]

また、BDNFのDNAメチル化変化と養育の関連を調べた研究もある。

母マウスを、巣材も与えずに、新しい環境に置くと、仔を踏みつける等の不適切な養育行動が見られるという。こうした「虐待する」母マウスに育てられた仔マウスの成長後に、DNAメチル化を調べたところ、BDNFのメチル化が増加し、BDNF遺伝子の発現は低下していたという。[*103]

前項では、生まれた頃の体験で、脳の中のGRのDNAメチル化が変化して、これが一生続く、と述べた。ところが、BDNFの話になると、今度は、神経細胞が興奮しただけでDNAメチル化が変化して、遺伝子の働きが変わってしまう、というのである。同じ「エピジェネティクス」と言っても、ずいぶんと時間の観念が違うものだ。

このように、エピジェネティクスはまだ始まったばかりの学問であるために、色々な現象が報告されて、全体をどのように理解したらいいのか、専門家にとっても、まだまだ謎の多い研究領域である。

第七章 うつ病の脳科学（4）——臨床研究

うつ病患者の脳形態

うつ病患者における脳形態画像所見としては、前述したように「脳梗塞が多い」という所見の他、「『白質高信号領域』と言われる病変（白質とは、大脳皮質の深部にあり、神経線維が通っていて、神経細胞の細胞体は存在しない部分。高信号とは、T2強調MRIという、病変を検出しやすい種類の脳画像で、白く写ることをいう）」「海馬の体積低下」「大脳基底核（尾状核、線条体）の体積低下」「前頭前野の体積低下」「扁桃体の体積増加」などが報告されている。

このうち、「海馬の体積低下」は、[*104]うつ病相の持続期間と関連していることや、コルチゾール濃度と関連していること、コルチゾールと同じ作用を持つ薬（ステロイドホルモン剤）を服用中の患者さんでも見られることなどから、前述のような、コルチゾールの悪影響によるのではないかと考えられている。

一方、うつ病患者さんの中でも、海馬体積が小さいのは虐待歴のある者のみであったとの報告もあり、[*105]海馬体積減少には、うつ病のきっかけとなった直前のストレスとは関係なく、〝子どもの頃の発達〟が影響している可能性がある。

脳機能画像でわかる、うつ病患者の苦悩

うつ病患者における脳機能画像研究は、膨大な報告がある。

初期の研究では、「安静時に、前頭前野背外側部（ＤＬＰＦＣ）の血流・代謝が低下している」という、一致した所見が得られた。左ＤＬＰＦＣの血流低下は、抑うつ症状の重症度と相関していることや、同じ所見が統合失調症でも報告されていることなどから、疾患に特異的な所見というよりも、思考制止（統合失調症では思考貧困）のような症状を反映したものかも知れない。

高齢者のうつ病では、前頭葉だけでなく、脳全体の血流低下が見られる。この所見が、症状回復後にどれだけ改善するのかは、まだよくわかっていない。

一方、いわゆる前頭葉検査を行っている時の前頭前野の血流増加を調べた研究では、反応が低下していた、あるいは逆に増加していた、など、結果が一致していない。

「うつ病の患者さんでは、同じようなテスト（たとえば、「た」で始まる言葉を言ってください、など）に取り組んでいても、健常な人に比べると、前頭葉の血流が増えにくい」、という報告では、うつ病患者さんの方が、そのテストの成績が低い場合が多い。この場合、前頭前野を使おうと思っても使えるような状態ではないので、使っていない。そのため、テストの成績も低いし、血流も増えない、と考えることができる。

一方、「うつ病患者さんでは、テストを行っている時の血流増加が、健常者よりも強い」という所見を報告しているのは、テストで同じ点数を示した健常な人と、血流量を比較している論文である。この場合は、同じテストに取り組むにしても、うつ状態ではより努力を要し、多くの脳の活動を必要とする、ということになる。*106

つまり、「うつ状態では、安静時から前頭前野の活動が低下していて、課題を与えられても、なかなか前頭前野を使って課題をこなすことが難しく、何とか同じ程度の結果を出そうとすると、より脳を酷使しないといけない」と考えられる。

また、前述の通り、うつ病患者さんでは、安静時に恐怖などの情動と関係している「扁桃体」の血流が増加しているとの報告もある。情動を伴う表情（喜怒哀楽の表情の写真）を見てもらい、その間の脳血流を調べた研究では、うつ病患者さんでは、恐怖の表情を見たときの扁桃体の血流増加が健常者よりも強く、幸福な表情を見たときの反応は、健常者よりも小さい、と報告されている。*82

悪いことが気になり、良い面は見ることができないというような、うつ病患者さんの症状によく一致する所見と言えよう。

血液検査

うつ病の診断に使えそうな血液検査法を探す研究も行われている。

最近も、うつ病を血液で診断、という威勢のよい記事が新聞一面を飾った。[*107] これは、肝臓や腎臓の病気と同じように、血液検査でうつ病を診断しよう、という研究である。

こうした研究の中で、既に膨大な研究があり、最も有望なのは、前述した、「DST(デキサメサゾン抑制試験)」、あるいはその改良版である「デキサメサゾン-CRH負荷試験」であろう。[*68]

もう一つ、最近最も注目されているのは、「血中BDNF」であり、ほとんどの研究で、うつ病患者さんにおける低下が確認されている。[*108]

ただ、難しいのは、BDNFが血小板にも含まれていることである。血小板は、出血時に壊れ、かさぶたを作り、それ以上の出血を防止する働きを持つ細胞である。

そのため、血漿BDNFの値は、採血の仕方や、採血後の保存法によって影響されやすい。逆に、血小板をすべて壊してしまってから測定するという測り方(血清BDNF)もあるが、この場合、脳とは関係ないので、その意義がよくわからなくなる。

いずれにせよ、どちらの方法で測定しても、うつ病患者さんで低下しているとの報告が多く、今後、検査法として期待されている。

ただし、摂食障害など、他の精神疾患でも低下している場合があり、うつ病に特異的な検査とまでは言えないようである。

そのほか、インターロイキン6などの、免疫に関わる、サイトカインと呼ばれる分子が上昇しているという報告も多い。[*109] これは、うつ病により身体疾患が起きやすくなることのメカニズムにも関係しているかも知れない。

第八章 日本のうつ病研究の現状

社会生活ができなくなる疾患の1位はうつ

ここまで、うつ病の脳科学研究について紹介したが、日本におけるうつ病の脳科学研究、そして脳科学研究全体の現状がどうなっているかをまとめてみよう。

5年分の論文について、国別に数を調べてみると、日本は「がん」「脳血管障害」「虚血性心疾患」などの疾患に関しては、アメリカに次いで2位の論文数を発表しており、医学大国であることが分かる。

それでは、「うつ病」の論文数はどうか、と調べてみると、残念なことに、アメリカ、ドイツ、イギリス、カナダ、イタリア、オランダ、オーストラリアに次ぐ8位であった。「双極性障害」についてはうつ病よりわずかに健闘していて、第6位であった。[*110]

このように、他の主要疾患に比べて、うつ病の研究論文数が極端に少ないのは、おそらく最初に述べたように、わが国ではうつ病研究が推進されていないからと考えられる。

病気が社会に与える影響の指標として、「障害調整生存年（DALY）」というものがある。これは、死亡あるいは病気による社会生活の障害により失われた年数を、疾患別に集計したものである。一九九三年の日本における試算では、1位ががん、2位がうつであった。

死亡原因の第1位が「がん」であるのに対し、社会生活ができなくなる原因の第1位はうつ病、ということになる。日本では、がん、精神疾患、生活習慣病の3つが、三大国民病なのだ。

アメリカでは、DALYと研究費はよく相関しており、社会の必要性に応じて研究費が分配されている。[*111]

日本における研究費は、文部科学省では、研究者の数によって配分される部分（文部科学省科学研究費）と、重点的に配分されている部分とがある。科学研究費は、どの分野にも公平に配分され、細かな制約がなく、研究者の純粋な科学的探求心に応える研究者本位の実にありがたい制度であり、世界に誇るべきシステムだと思う。しかしながら、いかんせん、うつ病の場合、そもそも研究者が少なすぎる。

一方、後者の、社会の必要性に応じて研究費が分配される仕組みの中で、脳科学の基礎研究が力強く支援されている。二〇〇九年に脳科学委員会から出された「長期的展望に立つ脳科学研究の基本的構想及び推進方策について」という答申の中では、うつ病が社会問題となっていることや、うつ病研究を組織的に立ち上げることが急務であることも明記されたので、今後に期待したいところである。

疾患の研究をサポートする役割を担う厚生労働省には、さまざまな病気の患者団体が次々と陳情に来るらしい。それに加え、少し前にはBSE（ウシ海綿状脳症）と関連する変異型クロイツフェルトヤコブ病、最近では新型インフルエンザと、休む間もなく流行疾患が発生する。

その上、薬害ＡＩＤＳや肝炎などの薬害問題も発生する。

このように、次々と対応すべき問題が襲ってきて、とても長期戦略を立てる時間的余裕がないのではなかろうか。端から見ていても本当に大変な仕事だと思ってしまう。国民の多くが苦しんでいるうつ病に対して、研究を推進してほしい、という大きな声が社会からあがってこない限り、うつ病研究が推進される動きは、簡単には起きそうにない。

日本発のうつ病研究に期待を

現状では、日本発のうつ病研究はどうなっているであろうか。

まず、医学の基本となる疫学（ある地域でどれだけの人がうつ病にかかっているかの大規模調査など）や、薬物療法の根拠となる臨床試験（二重盲験比較試験など）は、日本が最も苦手とする分野であり、特に研究が少ない[*110]。

一方、診断法の研究については、血清ＢＤＮＦ（脳由来神経栄養因子）の診断マーカーとしての可能性を示した、千葉大学（伊豫教授）の論文[*108]、リチウムがＢＤＮＦを増加させることを明らかにした広島大学（山脇教授）の論文[*112]、うつ病患者さんで脳内セロトニントランスポーターが増えていることを示した放射線総合医学研究所（須原グループリーダー）の論文[*113]など、世界的に注目される論文が、日本から報告されている。

また、大塚製薬が開発した「非定型抗精神病薬 aripiprazol」が世界で発売され、その新しい作用メカニズムと臨床的有用性が世界的に注目されているが、この薬がうつ病に対する付加療法としても有効であることが証明され[*114]、ＦＤＡ（アメリカ食品医薬品局）が認可した。これはわが国における精神神経疾患関連の創薬研究としては、「アルツハイマー病の治療薬 Donepezil」以来の大成功といってよく、これもまた、嬉しいニュースである。

また、前述の通り、ストレスで海馬の神経細胞死が起きたことを示した論文[*65]、抗うつ薬がＢＤＮＦを増やすという論文[*2]、ストレスにより神経突起が萎縮するという論文[*3]など、うつ病研究の流れを大きく変えた、歴史的研究が、日本人研究者により行われたことは、大変誇らしいことである。

このように、個々の研究を見ると、日本人による研究には、オリジナリティーが高く、世界の先駆けとなるような重要なものが多い。

しかしながら、うつ病研究全体として見ると、論文数が全領域で少なく、結局のところ、研究の裾野が狭いと言わざるを得ない。

日本における気分障害研究は、個々の研究の水準は高く、各研究者は十分に健闘しているにもかかわらず、とにかく研究者数が不足しているために、他のどの疾患と比べても論文数が著しく少ない、という現状にあるのである。

現状を招いた遠因～東大闘争の傷痕

これほどの人手不足となっている理由は一体何であろうか。

まずは、長年の学園紛争の影響が挙げられる。

一九六八年（昭和四三年）に始まった東大闘争により、東大の安田講堂で機動隊と学生が衝突し、一連の騒動で東大の入試が中止となったことはよく知られている。

しかしこの時に、インターン制度撤廃、医局講座制解体を掲げて東大に立てこもった勢力が、東大精神科の病棟を自主管理（占拠）し始め、これが30年間もの長きにわたって続いたことを知る人は、あまりいないだろう。この病棟に立てこもった勢力は、その後、外来で通常診療を再開した勢力と、延々と対立を繰り返し続けた。研究至上主義による人権の軽視や、行きすぎた医局による支配構造など、当時の精神医学に内在した問題があぶり出され、人権尊重の意識が高まったのは良かったが、その運動に30年はあまりにも長すぎた。この闘争は、当時世界的に吹き荒れていた、「精神病というものは存在しない。精神病は、弱者を抑圧するために社会が作り出したシステムだ」という反精神医学的な思想とも連動しており、反精神医学の旗手であったクーパーも、東大病棟に立ち寄ったという。東大精神科のこうした病棟と外来の分裂が解消されたのは、わずか15年前（一九九四年）のことである。*115

筆者が卒業し、研修を受けた時は、外来で通常診療をしている医師は、病棟に立ち入ることができず、外来でしか研修ができなかった。また外来の患者さんが病棟に入院することもできなかった。従って、その頃の病棟に、どのような患者さんが入院され、どのような医療が行われていたのか、筆者は伝え聞いているのみで正確なことはわからないが、特定の患者さんのコミューン（共同体）のようになり、看護当直はなく、代わりに当直医が看護当直業務を行いながら、こうした患者さんの具合が悪くなるといつでも「仮泊」と称して、無料で泊まってもらうなどして、理想の精神科医療を目指していたと聞く。

当時、外来では、緊張病状態（口もきけず、身体が固まってしまった状態）などで初診し、明らかに入院が必要な患者さんは、やむなく救急車を呼んで他の病院に搬送してもらっていた。

東京大学病院が、このように正常に機能していないという問題は、国会でも取り上げられ[*116]、こうして続く紛争の間、予算は凍結された。その結果、東大精神科の設備は、補修されることもなく、荒れ果てた。そして、大学当局が、病棟自主管理メンバーを国家公務員にする、という方法で決着を図ったことが、この紛争が30年もの長きにわたってしまうことにつながった。

一九九四年に、当時の松下正明教授により、歴史的な統合がなされ、すべての医師が病棟に出入りできるようになった。

しかし、一九九七年、筆者が東京大学の精神科に赴任してみると、割り当てられた部屋には多数の「××糾弾！」などと独特の文字で書かれたビラが山積みのまま放置されていた。着任して数ヵ月間は、掃除とペンキ塗りに明け暮れた。窓の隙間から庭のホコリが入り込み、机の上は常に真っ黒、天井からは剝げたペンキのかけらが落ちてくる状態で、とてもDNA実験などできる状態ではなかった。

自分たちで天井のペンキを塗り、壁紙を張り、窓の隙間埋めなどを行い、獲得した海外の研究費で必要な備品を入れ、分子遺伝学実験ができるところまで整備した時はうれしくて、訪問者に実験室を見せたりしていたのだが、今思えば、憐れみの目で見られていたのではないかと思う。このように、東京大学の精神科では、30年近くも、生物学研究が全くできない状態が続いていたのである。

他の旧帝大も似たような状況にあり、日本の精神医学教育、研究は非常に大きなダメージを受けた。

その後東大精神科では、一九九八〜二〇〇七年の加藤進昌教授の時代を経て、病棟を自主管理していた人たちはみな東大を離れ、激しい闘争に関わった人たちの多くは、穏健な現代的精神医療を行っている。

二〇〇八年には、統合後に入局された笠井清登教授が着任され、東大精神科における紛争の後遺症は、完全に払拭され、やっと、「もはや戦後ではない」と言える時代がやってきた。

反精神医学、復活のきざし？

こうして東大も30年以上の年月を経て、通常の大学病院業務をこなせるようになり、いよいよ本格的に精神疾患研究が行える状況が整った。

ところが、最近また「精神科医は患者を食い物にしている」「金儲けのためにうつ病と診断している」「精神医学は根拠のないえせ科学」「精神科医はいらない」といった過激なスローガンで、精神医療を批判する宗教団体が現れている。

主に、比較的新しい抗うつ薬であるSSRIによるアクティベーションシンドローム（賦活症候群）について主張しているようだが、前述の通り、アクティベーションシンドロームは、SSRIだけでなく旧来の三環系抗うつ薬でも起こってしまうし、誰にも起こる副作用というより、SSRIで特に症状が悪化しやすい人がいる可能性が高いことが示されている。

多くのうつ病の患者さんが、SSRIにより、少ない副作用で回復できることを考えると、薬自体がいけないというより、SSRIを飲む前に、アクティベーションシンドロームが起きやすい種類のうつ病を分類診断できない、うつ病研究の遅れの方が問題と言うべきであろう。

そもそも、精神医学の研究が30年も遅れた一因が反精神医学的な動きだったことを考えると、一見すると患者さんの利益を守っているように見えなくもないこうした運動も、治療すればよくなったはずの患者さんの治療の機会を奪い、科学的な精神医療の進歩にも水を差す可能性があるなど、難しい問題をはらんでいると言わざるを得ない。

大学病院が直面する苦難

さて、紛争後の混乱がやっと解消した現在も、大学病院での研究は、今度は別の理由で困難に直面している。

大学病院は、「臨床を通して教育、研究を行う」という重要な任務があるのだが、その大学病院でも「採算を考えねばならない」と盛んに強調されるようになったのである。

最近の大学病院は、病院の経営改善にずいぶんエネルギーを使わざるを得ない。新しい医師や臨床研究者を育て、臨床研究で業績を上げるべき大学病院が、診療報酬を上げるために汲々としなければならない。これでは、じっくりと研究活動に取り組むのは難しいだろう。

もう一つの問題は研究者不足である。海外の精神疾患の生物学的研究の学会に出席すると、出席者の多くが、医師以外の、分子生物学者や心理学者などのPhD研究者（理学部、農学部などで学位をとった研究者）である。

日本でも、うつ病研究で活躍している大学では、医師以外のPhD研究者が参加している場合が多い。なぜなら脳科学研究が進歩した現在、最新の脳科学の基礎知識と技術を基に、「うつ病」という難しい病気に立ち向かおうとすれば、高度の知識、技術、および経験が要求される。こうした研究は、診療の終わった夕方からの時間に、臨床医が行うだけでできるようなものではないからである。

研究を行うのは人であり、研究の進展に最も重要なのは、何といっても研究者である。もっとPhD研究者を増やさなければ、大学病院での研究は進まないであろう。

予算の問題

さらに、研究に投入される予算についてである。今、アメリカで行われているうつ病の大規模な臨床研究（STAR＊D）は、数千名のうつ病患者さんを一定の治療手順で治療しながら、DNAも調べて、治療反応に関わる遺伝子を探索することなどを目指している。[*117] この研究には、6年で約35億円（3500万ドル）が投入されているという。

ひるがえって、日本ではどうか。筆者は10年以上前、厚生省の精神神経疾患研究委託費の感情障害研究班で、同様の研究に参加したことがあった。このプロジェクトは、一定の治療手順により治療し、治療成績をきちんとした構造化面接（正確な診断ため、一定の手順で面接する方法）、評価尺度により評価する、よく練られた計画で、その計画の素晴らしさに感銘を受けたが、各大学に配分された研究費は、人ひとりさえ雇える金額ではなかった。

となると、医師が動かなければいけないのだが、すでに多くの仕事を抱え、過労死認定基準を超える時間外労働を強いられている大学病院の医師が、外来の合間にできるような研究ではなく、結局、あまりデータが集まらなかった。うつ病に関する臨床研究では、最低数千人調べないと意味がなく、残念ながら有用な結果を得ることができなかったのである。精神医学の臨床研究は、面接だけでも相当の時間とコストがかかるということが、もう少し理解されるとありがたいと思う。

第九章

日本の脳科学研究の現状

脳科学は最先端の人間科学であり、技術開発が重要である

ここまで、日本のうつ病研究の状況を述べてきたが、日本の脳科学全体の研究はどのような状況なのだろうか？

そもそも、「脳科学」という言葉は、一九八〇年代から一九九〇年代に至る、十年余の運動の中で、医学・生物学領域にとどまっていた「神経科学」の枠を広げ、情報科学までを包含する、新たな学問領域として提案された造語である。

当初、「Brain Science」という英語は、赤ちゃん言葉と言われたそうだが、今や海外でも用いられている。

一九九六年七月に発表された、伊藤正男先生を座長とする、「脳科学の推進に関する研究会」がまとめた「脳科学の時代」は、「脳を知ることは即ち人間を理解することに繋がる」と高らかに謳いあげ、「脳を知る」「脳を守る」「脳を創る」という戦略目標を掲げた。

こうした一九九〇年代の「脳科学の時代」運動によって、脳科学の中核拠点として理化学研究所脳科学総合研究センター（理研ＢＳＩ）が設置されると同時に、ＪＳＴ（科学技術振興機構）のＣＲＥＳＴ（戦略的創造研究推進事業）、文部科学省の科学研究費特定領域研究および科学技術振興調整費、厚生労働省の厚生科学研究費（脳科学研究事業）など、さまざまな形で

脳科学研究が振興された。

ところが、これらは、二〇〇一年をピークに、極端な減少の一途をたどってしまった。危機感を抱いた理研ＢＳＩの甘利俊一センター長（当時）は、『科学』誌に、「脳科学の危機」を寄稿し、問題提起した。[*118]

その上、二〇〇六〜二〇〇七年頃には、巷《ちまた》で「脳科学ブーム」が起き、「脳科学で頭が良くなる」、といったように、「脳科学」という言葉が軽薄に使われる傾向が出てきた。下手をすれば脳科学自体が胡散臭いと思われかねないという危機感があった。

こうした動きを払拭しようと、理研ＢＳＩは、10周年を迎えた二〇〇七年に、「脳科学は、巷にあふれる胡散臭いハウツー学ではなく、最先端の人間科学であり、脳科学を支えてきたのは、他分野との融合、そして革新的な技術開発である」として、これまでの脳科学の発展を総括し、さらなる発展を誓った。

人文・社会科学との融合が求められる「脳科学」

脳画像を測定するだけで心がわかるわけではないし、分子の挙動を調べただけで、神経回路の機能から精神活動が生まれる様子を理解することはできない。

脳は、分子、シナプス、細胞、神経回路、そして脳に至るさまざまな階層を超えて、統合的に理解する必要があるのである。そして、階層を超えた理解のためには、理論と実験の融合が必要である。

そして今、分子生物学から情報科学までを巻き込んで発展してきた「脳科学」は、いよいよ人文・社会科学とも融合していこうとしている。これからの脳科学は、物質界に相対すべき「精神」を、ふたたび脳という物質に還元しようという、大いなる挑戦へと向かうだろう。

日本では前項の「脳科学の危機」が呼び水となり、「脳科学研究の推進に関する懇談会」が作られて、「脳科学研究ルネッサンス」という提言を行った。そして、いよいよ「脳科学委員会」が作られ、同委員会が、「長期的展望に立つ脳科学研究の基本的構想及び推進方策について」という第一次答申案を二〇〇九年一月に出した。

いよいよ、脳科学のさらなる推進が進められようとしている。

脳科学は、人文・社会科学が対象としている「人の精神活動、社会活動の根元となる脳」を、自然科学の方法論を用いて解明しようとする、遠大なる学問である。理系と文系の学問の両方の到達点を基に、さらに人とは何かを探求しようという、究極の学問と言うべきものであろう。

そもそも、脳科学の振興が一時停滞したことに、さしたる理由はなかったと想像される。歴史の浅い学問である故、まだまだその振興の仕組みが根づいてはいなかった、ということであろう。

今回の脳科学委員会の答申で使われている、「長期的展望」という言葉は、脳科学が、物理学や経済学と同様の、期限付きではない基幹的な学問としての地位を固めつつあることを示すものだろう。

バブルが崩壊し、その後の失われた10年を経て、回復の後に、今、世界は再び世界的不況に呑み込まれている。こうした社会状況の中、人々が目指すものは物質的な豊かさだけではない。環境との共生、そして何よりも、心の豊かさであろう。

理研BSIは二〇一八年、理研脳神経科学研究センター（CBS）として、新たなスタートを切り、「ヒト脳高次認知機能解明をめざした研究」「動物モデルに基づいた階層横断的な研究」「理論・技術が先導するデータ駆動型脳研究」「精神・神経疾患の診断・治療法開発および日常生活向上のための研究開発」という四つの目標を掲げている。

脳科学のさらなる推進が目指すものは、アメリカの「Decade of the Mind」運動[*119]や、英国の「Mental Capital and Wellbeing」というForesightプロジェクト[*120]に見られるような、「こころの豊かさ」を目指す、新たなる挑戦である。

そして、そのような流れの中で、国民の大きな健康問題である「うつ」の脳科学による解明が、今、その射程に入ってきているのだ。

第十章　残された課題

——うつ病の死後脳研究

威勢のよいことを述べてきたが、いよいよ日本の最先端の脳科学研究の基盤を基にうつ病を解明しようとする時、ここに大きな試練があることも忘れてはならない。それは、死後脳研究である。

これまでに述べたうつ病の脳科学研究は、多くが動物実験であった。

では直接、人の脳を対象とした研究はどのようになっているのであろうか？

人を対象とした臨床研究では、どこかの研究室が論文を発表すると、世界中がその実験を再度行って、同じ結果が得られるかどうかを検証される。最先端の研究になると、そのまま肯定されるよりも、むしろ不一致な結果が得られることの方が多い。

とはいえ、前の論文と同じ結果が得られなかったと言って、これらの研究に意味がなかったということにはならない。否定された研究が、しばらくして意味を持ってくることもあるし、きちんとした実験を、きちんと否定することもまた、科学の進歩である。昔も今も科学はこうした地道な積み重ねで、ここまで進歩してきた。

これから紹介する研究も、まだ結論に至っていない。だからと言って、うつ病の研究が進んでいないわけではない。否定された結果、肯定された結果、すべての中から、新たな方向が見え始めているのである。

神経可塑性説の検証

これまで述べたように、うつ病では、おそらく「ストレスによりコルチゾールが過剰に分泌されて、BDNFシグナル系に障害が出ることで、脳の神経突起が萎縮する、神経新生が抑制されるなど、神経細胞が形態学的にも異常を来してしまっているのではないか」と考えられるようになっている。

それでは、こうした変化は、患者さんの脳の中で、本当に起きているのであろうか？

亡くなったうつ病患者さんの脳で、新しく生まれる神経細胞の数を調べた研究によれば、うつ病患者さんの海馬では、神経新生の程度に差はなかったという[*121]（神経幹細胞のマーカーであるKi-67という物質を染める方法）。

また、うつ病患者さん、長期にステロイド剤の治療を受けた患者さん、および対照者の死後脳において、海馬で細胞死を起こしている神経細胞を調べた結果によると、通常の方法では細胞死を起こしている神経細胞は認められなかったが、より特異的な方法（細胞死の一種であるアポトーシスにより、DNAが断片化した状態を検出する方法）により調べたところ、アポトーシスは対照群では15名中1名にしか見られなかったが、うつ病患者死後脳では15名中14名に見られたという[*122]。また、コルチゾール治療群でも、9名中3名にこうした神経細胞が見られた。

この論文の結果は、一見、サルで報告された、「ストレスで神経細胞が死ぬ？」という所見が、うつ病の患者さんでも見られる、というショッキングな事実を報告しているように見える。そして、コルチゾールが過剰に分泌されてしまう病気を持つ人にも、同じような結果が見られたことから、うつ病患者さんの脳で神経細胞が死んでしまっているとすると、これは、うつ状態によって、ストレスホルモンである「コルチゾール」が過剰に放出されているためだ、と考えることができる。

しかし、この論文の著者は、読者が安易にこうした解釈をしないように、警告している。亡くなったうつ病患者さんの脳では、確かにわずかながらアポトーシス（細胞死）の増加が見られた。しかし、これはサルの研究で示されたような、肉眼的に観察できるほどの顕著な現象ではない。しかも、コルチゾールで障害されやすいとされる場所（海馬の中のＣＡ１と呼ばれる部位）ではなく、別の場所（ＣＡ４や歯状回と呼ばれる場所）にしか見られなかったので、動物実験の結果とは全く違う。そのため、「うつ病で、過剰なコルチゾールによって細胞死が起きていると簡単に結論することはできないのではないか」という。

一方、うつ病患者さんで、神経突起が萎縮しているかどうかを調べた研究は、筆者の知る限り、１本しかなく[*123]、その論文では２人の患者さんの脳しか調べられていないので、何も結論は出せない。

このように、多数の動物実験により、神経細胞の形態変化がうつ病の本態であると推定されているにもかかわらず、これを検証するために、亡くなった方の脳を調べた研究論文は、2、3本しかないのが現状なのである。

セロトニン仮説

セロトニンについては、セロトニン2受容体が、うつ病患者死後脳では増加していると報告されたが、その後確認されなかった。

死後脳研究では、どうしても服薬歴のある患者さんが多いため、薬の作用から発見された候補分子であるセロトニンを服薬していた患者さんの脳で調べてもあまり意味がない、というジレンマがある。

また、セロトニンについては、うつ病そのものよりも、関連した、衝動性や攻撃性といった要素の影響を受けやすいと考えられており、評価が難しい面がある。

エピジェネティクス説の検証

一方、最近、人でも、虐待を受けた人と、虐待を受けていない人との間で、海馬のグルココルチコイド受容体（GR）遺伝子のDNAメチル化（遺伝子発現を抑制するようなDNAの修飾）を調べた研究が報告された。その結果、ラットの実験で指摘された部分（NGFI結合部位）は、人では全くメチル化を受けていなかったが、その近くにある別の部位が、虐待を受けた人では、メチル化されていた。[*124] この場所がメチル化されると、NGFI（GR遺伝子の量を調節する蛋白質）が働きにくくなることから、この部分のメチル化も、NGFI結合部位のメチル化変化と同じ効果があるのではないかという。

また、新生児の臍帯血でGR遺伝子の同じ部位のDNAメチル化を調べた研究では、妊娠中に母親がうつ状態にあると、よりメチル化されている、という結果であり、[*125] 養育がDNAメチル化に影響するのは、脳に限らない可能性もでてきた。

なお、対照研究のために、虐待を受けた人と、虐待を受けていない人の、リボゾームRNAの遺伝子（蛋白合成に関わる遺伝子）のDNAメチル化を調べた研究も報告されている。これは、GR遺伝子とは異なり、うつ病とは無関係な遺伝子の代表として、調べられたものと思われるが、その結果、虐待を受けた人では、このリボゾームRNA遺伝子に関しても、対照者よりメチル化されていた。[*126]

従って、前述のGRの所見が、この遺伝子に特異的なエピジェネティック記憶によるものなのか、もっと全般的なDNAメチル化の問題なのかは、未だはっきりしない。こうした所見の特異性を明らかにするには、全遺伝子のDNAメチル化を網羅的に調べる研究が必要であろう。

BDNFのメチル化状態については、うつ病患者では報告がないが、統合失調症および双極性障害患者の死後脳（前頭葉）では、BDNFのメチル化に差異は見られなかったという。[*127]

このように、「DNAメチル化」と、早期発達環境あるいはうつ病との関連については、動物実験で得られた結果と似た結果が、〝人〟でも得られているものの、まだ研究も少なく、DNAメチル化の程度や、DNAメチル化を受ける部位など、細かい点においては不一致が見られ、また、その所見の特異性にも不明な点が残っており、今後、さらなる検討が必要と思われる。

「うつ病」ではまだ報告はないが、「双極性障害」では、全ゲノムのDNAメチル化状態を調べた研究が報告されている。しかしながら、双極性障害に特有の変化は見られなかったという。[*127]がんのような均一な組織は、一つの細胞が多数増幅したものなので、全体をすりつぶしてDNAメチル化を調べればよいが、脳の場合、さまざまな種類の神経細胞やグリア細胞が混在している複雑な臓器であることが、エピジェネティクス研究を困難にしている。今後は、神経細胞に限った解析等を行う必要があると考えられる。

その他、白質病変を調べた論文[*128]など、いくつかの死後脳研究があるが、まだはっきりした結論に至っている段階ではない。

ここまで述べたように、うつ病の死後脳研究は行われていないわけではない。

しかし、そのまえに紹介した動物実験の充実ぶりに比べると、あまりに研究が少なすぎるし、対象患者数も少ない。

これまでに述べたように、うつ病と診断される人の中には、多種多様な患者さんが含まれている。少数例の「うつ病」と診断された患者さんの研究で、有意義な所見を得ること自体、容易ではないのである。

精神疾患の死後脳研究の歴史

一九世紀に、グリージンガーが、「精神病は脳病である」と述べたという。
その後、二〇世紀初めには、盛んに精神疾患の脳研究が行われた。日本でも、二〇世紀初め頃に発表された論文には、精神疾患患者の脳研究の論文が多く、当時は脳一辺倒の考え方であったことを窺わせる。[*129]
一時は、「統合失調症に特有な脳の病理学的変化を発見した」と報告されたこともあったが、その後、「これらは全て併存する身体疾患によるものであり、統合失調症に特異的な神経病理学的変化はない」という結論となった。その結果、精神疾患の神経病理学は「神経病理学者の墓場」とまで言われた。
その後、脳をすりつぶして、化学的に調べる、神経生化学研究が盛んとなったが、やはり、精神疾患特異的な生化学的変化が見いだされることはなかった。

こうして、「精神疾患」は、神経病理学的に定義することができないまま、精神病理学的に定義することになってしまったのである。

精神疾患の原因解明に関しては、遺伝学が中心となったが、一時は行きすぎて、精神病の遺伝子をよくないものとして排除しようという動きが生まれ、ナチスによる精神病患者の虐殺という、悲惨な事態につながってしまった。

その後、アメリカでは精神分析が流行《はや》り、精神疾患を心理的な原因による病と考える風潮が盛んとなった。一方日本では、学園紛争時代の反精神医学的な思想により、精神病というものは存在せず、これは、彼らを抑圧するために社会が作り出したシステムだとする考え方が流行した。

このようにして、精神疾患の原因は心理や社会に求められ、精神疾患の脳病理研究は、表舞台から去ってしまった。

その後は、脳だけ、心理だけ、社会だけ、という極端な考えは影を潜め、遺伝子、脳、心理、社会、これら全ての相互作用によって精神疾患が発症するという、「生物―心理―社会モデル」という考え方が主流となり、やはり脳への関心は乏しいままとなってしまった。

今や、精神疾患患者の脳の病理学的所見を調べている大学の精神医学教室はほとんどなく、学会でも、死後脳の研究発表は非常に少ない。現在、日本の精神医学から、亡くなった患者さんの脳の病理を調べる研究は、ほとんど跡形もなく消え去ってしまったと言っても過言ではないような状態にある。

しかし、医学の基本が病理学にあることは、現在も変わっていない。「面接のみでの診断」「病理学的基盤のない疾患概念」「どこからどこまでがうつ病なのかわかりにくい」など、現在のうつ病診療については、一般の間でも不信感がある。「うつ病概念の曖昧化」や「うつ病らしくないうつ病の増加の問題」などの社会現象は、精神医学が病理学に基づいていない、発展途上の医学であることに端を発している。

今こそ、精神医学は、病理学に基づいた医学を目指すべき時に来ているのではないだろうか。

精神疾患の病理学に基づく再定義は可能か?

100年前の神経病理学研究では、結局、精神疾患に特徴的な脳病理所見を見いだすことはできなかった。そして、脳を見てわかる疾患が「神経疾患」、脳を見てもわからない疾患が「精神疾患」と呼ばれるようになり、精神疾患は、神経病理学的に定義できない疾患であることが最初から運命づけられてしまった。

しかし、脳を見てもわからないというのは、当時の技術でのことである。

当時は、ニッスル染色、鍍銀染色など、ごく限られた染色法しかなく、そうした方法でも検出できるような病変を持つ疾患のみが、神経疾患に含まれることになったわけである。

たとえば、パーキンソン病が、なぜ脳を見て診断できたかを考えてみると、パーキンソン病で失われる黒質のドーパミンニューロンが、黒い色素を持っているために、肉眼でもこれらの細胞が失われていることが一目瞭然であったということが挙げられよう。

同じドーパミンニューロンでも、隣の「腹側被蓋野（Ventral Tegmental Area、VTA）」のドーパミンニューロンは、肉眼ではわからない。腹側被蓋野のドーパミンニューロンが失われる病気があったとしても、当時の技術では検出できなかっただろう。

しかし、現在では、ドーパミンを作る酵素（チロシンヒドロキシラーゼ、TH）を染める方法がある。TH染色で染めると、黒質とVTA、両方のドーパミンニューロンを染めることができる。

この方法を使った研究で、パーキンソン病において黒質のドーパミンニューロンが脱落していることはもちろん確認されている。

しかし、VTAのドーパミンニューロンが脱落しているケースも見つかってきた。

黒質のドーパミンニューロンは、運動の制御にかかわる大脳基底核に線維を送っている。このドーパミンニューロンが脱落すると、「動作が遅くなり、前傾姿勢となり、手がふるえる」など、パーキンソン病特有の症状が現れる。

一方、VTAのドーパミンニューロンは、動機づけ、すなわち「やる気」と関係している。脳イメージング研究でも、さまざまな理由で「心地よい状態」が生じている時に、VTAが活動していることが、人でも確かめられている。[*130]

では、このVTAのニューロンが脱落している人たちは、生前、いったい何が起きていたのか？

剖検時に、VTAのドーパミンニューロン脱落を認めた6人で、生前の診断をさかのぼって調べた研究によれば、なんと6人中、4人は、生前に「うつ病」という診断を受け、抗うつ薬や電気けいれん療法などの治療を受けていたという。[*131]

それでは、うつ病患者さんの中に、VTAのドーパミンニューロンの変性を伴う人は、どれだけいるのだろうか？　そして、VTAニューロンの変性を伴う患者さんの症状や経過は、そうでない人と比べて、どこか違うのだろうか？

次々と疑問が湧いてくる。

しかし、亡くなったうつ病患者さんの脳で、VTAのドーパミンニューロンを調べた研究は、筆者の知る限り、一報もない。

なぜか？

うつ病患者さんの脳を調べている研究者が、ほとんどいないからである。

うつ病研究の壁

現在、脳科学を支えているのは、主として医師でない。理学部、農学部、薬学部、工学部などで教育を受けた、専門の研究者（ＰｈＤ）である。

死後脳研究は、ニューロサイエンスの最先端の研究技術を用いる必要があるが、直接患者を対象とする研究ではないことから、医師以外の基礎研究者が行うことで、大いに成果が期待される領域である。こうした、層の厚い日本の脳科学研究者が脳を調べていけば、うつ病の脳病変は必ずや解明できるに違いない。

しかしながら、医師でない基礎研究者が脳を集めることはできない。

それは、医師の仕事である。

そもそも、精神疾患は、多くの場合、命に関わるものではないため、精神科の病棟で亡くなることは多くない。うつ病にかかってから20年後に病院で亡くなった時、20年前のうつ病と脳の病変の関連を調べましょう、というような話はなかなか出てこない。

もし、治療中に身体疾患で亡くなることがあった場合、アルツハイマー病であれば、診断のために、病理解剖をお願いすることになる。アルツハイマー病の場合、生前はいつまでも「疑い」のままであり、脳を調べないと確定診断ができないからである。しかし、精神疾患の場合、神経内科疾患と違って、現状では脳が診断に必要ではないため、病理解剖をお願いする場合が少なくなる。脳を摘出するとしたら、主として研究目的、ということになる。

もし、うつ病により精神科で治療中に、精神疾患そのものによって亡くなる患者さんがあったとすると、それは自殺である。こうした場合も、脳が調べられることはない。

筆者の知人である医師が当直中、入院患者さんが首吊り自殺を図った。付き添いにみえていたご家族が、ちょっと目を放したすきに、トイレのドアに手ぬぐいをかけて、首を吊ってしまったのだ。すぐにナースと医師が力を合わせて患者さんの身体をおろし、心臓マッサージを始め、懸命に蘇生処置を続けた結果、いったんは心臓が動き出したが、最終的には止まってしまった。

警察に連絡した。やってきた警察官は、担当患者さんを失った悲しみ、なぜ救えなかったのかという悔しい想い、ご家族に対して申し訳ないという思いなど、悔やんでも悔やみきれない気持ちで一杯になっている彼に対して、「なぜすぐに連絡しなかった」「今までいったい何をしていたのか」「発見された時あなたはどこにいたか」と立て続けに詰問した。懸命に蘇生処置を行っていた彼は、警察からまるで容疑者のように扱われたという。

体表からの観察による検死が行われた。本来は、行政解剖されて死因を特定しなければならないのであるが、現在、法医学の人手が不足しているため、自殺等の「外因死」により亡くなった方は9割以上、解剖は行われていない。[*11]

行政解剖がなされなかった場合でも、死因解明のための承諾解剖を依頼することは、法的には全く不可能というわけではない。しかし、関係者一同が悲しみにうちひしがれている。時には医師は法的責任をも問われかねない状況にもなる。その中では、担当医がそれを依頼することは、心理的にも道義的にも、不可能である。

そんなわけで、現在、うつ病で亡くなった患者さんの解剖は行われない場合が多いし、もし行われたとしても、うつ病脳を見てもわからない、と思われているために、それ以上、脳の病変が追求されることはないのである。

問題の所在――研究者が調べるべき脳がない

冒頭に述べたような、うつ病による大きな社会負担。医師の間で一致しないうつ病の亜型の判断と、治療方針。実際にはさまざまなうつ病を含むにもかかわらず、診断検査がないために、最大公約数的な診断、治療にならざるを得ない現状。

こうした問題を解決するためには、〝先端技術を使った診断、治療〟が必要である。

それを可能にする、うつ病の原因の手がかりとなる研究については、これまで動物実験により、多くの知見が蓄積されてきた。

こうした所見を〝人の脳〟で確認するために必要な脳科学研究と技術開発は、日本では力強く推進され、どんどん進展している。

いよいよ、これまでの研究の蓄積を基に、これを実際の患者さんの脳で確認し、うつ病の医療に役立てていくためにさらに研究を進めるというステップが必要であるのだが、研究者が調べるべき脳がない。

このままでは、こうした精神医療の問題点は、決して解決できない。

しかし、それを解決する方法はある。

「ブレインバンク」を作ることだ。

精神疾患のブレインバンクの提案

ブレインバンクとは、生前に篤志に基づいて登録された方が、天寿を全うされた際に献脳していただき、これを大切に保存し、研究に役立てるシステムのことである。これは、次の世代の病気になった人のために、身体を役立ててもらおうという「希望の贈り物」である。

現在、世界的には、多くの精神疾患のブレインバンクが活動している。

中でも、統合失調症と双極性障害の死後脳研究進展の大きな原動力となったのが、スタンレー医学研究所（ＳＭＲＩ）の、スタンレーブレインバンク（Stanley Foundation Brain

Bank）である。[*132]

スタンレーブレインバンクは、一九九四年にスタンレー財団により設立された。625人分の脳を集め、240人を超える研究者に脳サンプルを配布した結果、既に183本以上の論文が発表されている。

彼らは、ご遺族の同意により、脳を集積した。半脳を凍結、残りをホルマリンで固定して保存している。

研究者から、研究の申請があると、これを審査し、研究内容が重複しないようにしてサンプルが配布される。脳サンプルは、年齢、性別、死後時間など、さまざまな背景因子が一致するようにセットにされて配布される。

最初は、診断情報がないブラインドの状態で送られ、生データを送付すると、臨床情報が送付される仕組みとなっている。こうして、SMRIが生データを集積し、生データの所有権はSMRIに所属する。そして、得られたデータは、データベースの形で一般に公開されている。

筆者の研究室でも、研究室をスタートした二〇〇一年以来、スタンレーブレインバンクの脳サンプルの提供を受けて、研究を進めてきた。

当時、GeneChipという、1万〜2万の遺伝子の発現を同時に測定できる方法が使えるようになったところで、筆者は、この方法を使えれば双極性障害の原因が解明できると確信した。

こう考えた研究室は、世界中にいくつもあり、同じようにスタンレーブレインバンクの前頭葉サンプルの提供を受けて、GeneChip 解析を行った研究室は10以上にのぼった。われわれの研究室では岩本和也研究員（当時）が、さまざまな遺伝子の変動を報告した論文を執筆し、これらの研究室の中で最初に論文を発表した。[*133]

その後、いくつかの研究室から、同じサンプルと同じ方法を用いた論文が報告された。しかし驚くべきことに、すべての研究室の結果で同じように変化していた遺伝子はなかった。[*134]

ミトコンドリア関連の遺伝子が低下しているなど、大枠では一致した点もあるが、細かな遺伝子となると、決して一致していない。

一致しない原因の一つは、脳の状態である。患者さんと比較対照群の人では、死因が異なる。そのため、亡くなる前の状態が異なっていたりして、これが影響している可能性がある。

もう一つは、これらの研究が前頭葉を対象としたことが一因かもしれない。

前頭葉は、もちろんそれがヒトの高次精神機能に関係している、という理由で関心を持たれているわけであるが、それだけではない。ヒトで最も大きな脳部位であるがために、ブレインバンクが多くのサンプルを配付でき、そのために調べられてきたという面もあるのである。

しかし、実際には精神疾患の原因脳部位は未だ不明である。

今、我々は、双極性障害の原因脳部位は、前頭葉ではなく、これまでほとんど注目されてこなかったような、〝情動にかかわる小さな脳部位〟なのではないか、と考えている。正しい脳部位で全分子を網羅的に解析すれば、原因が解明できるはずだと思う。

しかし、こうした情動にかかわる脳部位は、まことに小さい。

たとえば、「手綱核」という、良くないことが起きると予測した時に活動する神経核が、その性質から、うつ病と関連するのではないかと考えられ、注目されている。[*135]

この部位は、マウスでは0・5㎜位あり、それなりに目立つ場所である。ところが、人でも、1㎜しかない。何百倍にも大きくなった前頭葉と違って、こうした情動に関わる脳部位は、それほど大きくなっていないのだ。

当然ながら、このような小さな部位を、世界中の研究室に配布するというようなことは不可能だろう。したがって、このような部分の脳のサンプルは、配ってもらえないのである。

ブレインバンク設立には、国のサポートが必須

日本では、福島県立医科大学の「精神疾患死後脳バンク」(代表：丹羽眞一教授)が唯一の精神疾患に特化したブレインバンクであり、本当に献身的としか言いようのない努力により、広報活動と脳の集積、保存が行われている(http://www.fmu-bb.jp/index.htm)。[*136]

篤志に基づいて生前に登録された方が、天寿を全うされた際に献脳していただくことを基本

とし、一九九七年にスタートして以来、二〇一九年には登録者は201名、蓄積されている脳は60名分となっている。大学の倫理委員会による承認を受け、家族会の代表をアドバイザリーボードに含め、つばめ会という賛助会が一般からの募金を受け付けているなど、倫理、社会的側面に関して十二分に配慮された、当事者、家族との共同作業による開かれたブレインバンクであることが特徴である。

しかしながら、登録者、および集められた脳は、ほとんど統合失調症であり、献脳できるのは、福島県内の方に限られている。亡くなってからお葬式までの間に全てを行うためには、地理的制約があるためである。

こうした運動を、さらにうつ病や双極性障害から回復された方にも広げ、全国に展開していかねばならないが、診療の片手間にできることではなく、人手も予算もない中では、広がりようがないのが現状である。

もう一つ、精神疾患のバンクではないが、東京都健康長寿医療センターの「高齢者ブレインバンク（代表：村山繁雄部長）」の活動は、特筆すべきものである。献身的な努力により、既に1万例近い高齢者の脳を保存し、自ら研究するだけでなく、多くの研究者にもその脳を配付してきた。その功績により、都知事表彰を受けている。残念ながら、精神疾患は対象ではないため、うつ病や双極性障害の研究はできないが、こうした活動が行われ、社会的にも評価されていることは、誠に素晴らしいことである。

福島のバンク以外に、日本に精神疾患に特化したブレインバンクはなく、もちろんうつ病や双極性障害のブレインバンクは存在しない。全国の方の貴重な御意思に応えられるようなブレインバンクを作るには、公的な支援が必要である。

その他、亡くなった患者さんの脳を保存している病院や、国立病院で保存している脳の情報ネットワークがある。しかし、これらは研究者一般に公開されているわけではなく、精神疾患の患者さんの脳が保存されていたとしても、統合失調症の患者さんがほとんどである。

これらの施設では、亡くなった方のご遺族の同意がいただけたら、深夜だろうが、暮れ、正月だろうが、担当者が駆けつけて解剖を担当するという、本当に大変な努力をしている。何しろ、病院で亡くなった方のご遺族にお待ちいただいている間に、解剖を進めねばならないのである。

また、研究目的でのサンプル提供を前提としたバンクでは、サンプルを他施設での研究に使用することについての説明・同意も必要となるし、希望の脳部位を切り分けて研究者に配布する作業は、ヒト脳に関する高度の専門的知識と技術に加え、多くの人手、場所、資金が必要となる。こうした作業は、現状ではブレインバンク運営者の献身的な努力により、かろうじて行われているのが現状である。一大学の臨床教室で、ここまでの作業を行うのは、並大抵のことではない。

うつ病のブレインバンクが公的に支援され、ブレインバンクと研究者をつなぐネットワークができるだけで、死後脳研究は飛躍的に進歩すると期待される。こうした作業は民営化されるべきものではなく、国家のサポートが必要であろう。患者および病院側の所轄である厚生労働省と、研究者側の所轄である文部科学省とが一体となり、ブレインバンク整備に本腰を入れれば、日本の脳研究の成果が社会還元され、今多くの人が問題と感じている精神医学の問題点を解決する方向が見えてくるはずである。

しかし、ブレインバンクを作るかどうかは、研究者が決めることではない。社会がそれを望むかどうかである。

不確実で、医師によって異なる判断。抗うつ薬のみの画一的な治療。副作用への不安。専門家が関与しても完全には予防できていない自殺……。

こうした山積する精神科医療の問題を、このまま放置するのか。

あるいは、ブレインバンクを作り、抗うつ研究開発10ヵ年計画を推進して、世界トップレベルの脳科学の基盤を基に、うつ病解明に挑み、脳病変に基づく診断分類、脳病変を直接検出する診断法、そして、病因に応じた根本的な治療法を確立し、科学的な精神科医療を目指すのか。

それは、今、我々に問われた課題なのだ。